JN117144

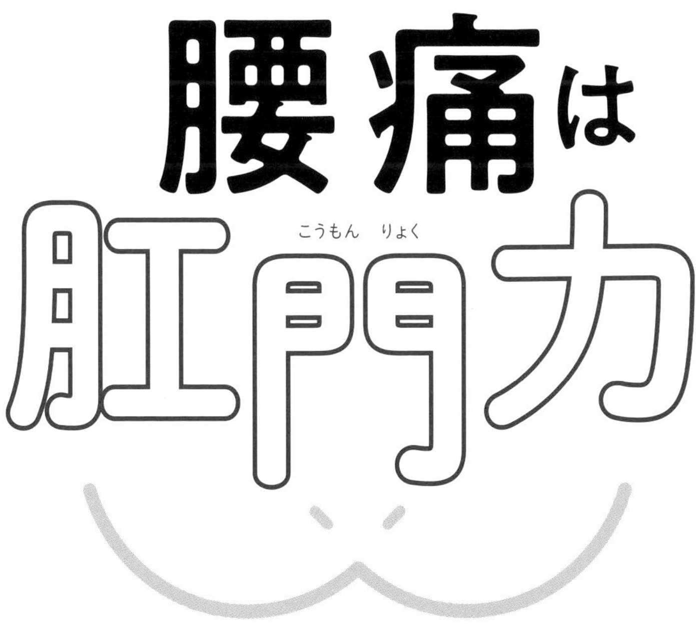

で治る

鈴木登士彦
せたがや手技均整院院長

フォレスト出版

はじめに

「witch's shot！……魔女の一撃」

魔女狩りの歴史を持つ中世EU諸国では、「急性腰痛症は、魔女による戯れである」と考えられていました。そこから転じて、英語圏でも腰痛を「I think I got witch's shot！」と呼ぶようになったそうです。

現在のわが国日本でも約1,200万人が常時腰に痛みを抱えて生活していると言われています。もはや「腰痛は国民病」と言っても過言ではないでしょう。需給と供給により、巷には腰痛の対策本や動画があふれ、さまざまな腰痛をケアする器具、そして整体やマッサージをはじめ腰痛を緩和してくれるサービスが多く存在しているわけです。

ですが、いかがですか？
あなたの腰痛は治りましたか？
一時的には良くなったかもしれませんが、忙しくなると、再び腰は痛くなりませんか？

たいへん申し遅れました。私は東京都内で「せたがや手技均整院」という自然手技療法院を営み、「どうしても治らない痛みや機能障害」「手術後の体質改善」「更年期でお悩みの方の矯正」「腰や首、膝や股関節や坐骨神経痛などの痛みの改善」、また「産後の骨盤矯正」や「産後の筋トレ」などを、体のフレームである筋肉と骨格を整え強化していくことで、皆さんが抱える痛みや体調不良などの問題解決のお手伝いをさせていただいております。

今まで数万人の腰痛で悩むクライアントの施術を行なって気がついたことがあります。腰痛の原因として一般的に言われている、「骨盤の歪み」や「運動不足」「不良姿勢」「硬くなった筋肉や急激な動作」などは、二次的に腰痛を起こしやすい状態ではありますが、腰痛の根本原因ではない、ということです。

そして、腰痛を引き起こす根本的な要因は、**「肛門から下腹にかけての力が抜けているから」**とわかったのです。

「肛門力」が弱いから腰痛になるので、**「肛門力」を高めていかなければ、腰痛と決して手を切ることはできません。**

そこで本書では、**「肛門力」**のカギを握る3つの筋肉の頭文字をとって**「3K筋」**という**「天然コルセットのつくり方」、「恥骨タックイン」**という**その場で腰の痛みがなくす体の使い方**など、腰痛になる根本原因と治し方を、体のメカニズムを通してわかりやすく解説し、お伝えします。

私は全米エクササイズ＆パーソナルトレーナー協会認定・パーソナルフィットネストレーナーとして、産後ママから高齢者までの多くの方の健康維持のための運動療法も行なっています。本書では、ご自身でできる、簡単で腰痛完治に本当に効果のある体操をご紹介しています。今の腰の状態で無理なくできるところから始めてみてください。必ずあなたの腰痛改善のお役に立てると自負しています。

鈴木登士彦

腰痛は
肛門力で治る
CONTENTS

その腰痛、肛門力を覚醒させば、1分で治る

第4章 上肢、下肢を使った応用編

3K関連筋強化・腰痛退治 筋トレ編

3K関連筋強化・腰痛退治 ストレッチ編

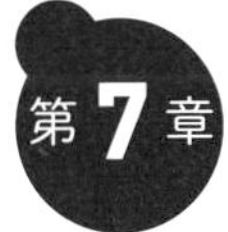

第7章 生活の中で腰を痛めない体の使い方編

装幀◎河南祐介（FANTAGRAPH）
イラスト◎さとうりさ（https://www.lisasato.com/）
本文デザイン・図版作成◎二神さやか
編集協力◎潮凪洋介
DTP◎株式会社キャップス

腰痛は
肛門力
で治る

第1章

腰痛の原因は腰ではなく腹にある

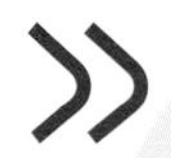

腰痛は人生の質を極端に低下させる

腰は、体と人生の要（かなめ）

腰痛になると、人生の質が極端に低下していきます。

なぜ腰の痛みが人生にまで波及していくのか？

それは、腰が体の枠組みの中心であり、要だからです。

その体の中心であり要である腰に歪みが生じると、足先から頭のてっぺんまで、全身くまなく歪みが伝播し、心身の機能が徐々に低下していきます。身も心もくたびれてしまうのです。

その結果としてすべての歯車に狂いが生じ、人生万事がうまくいかなくなっていくのです。

ほとんどの腰痛では、痛みが治っても、少し無理をするとすぐに腰に違和感を感じるようになり、「また腰を痛めるのではないか？」という恐怖心が芽生えるようになります。

そして、今までは軽快に動けた動作も、なんとなくぎこちなさが感じられ、だんだんと動くのがめんどくさく、億劫に思うようになるのが腰痛の特徴です。

見た目もお尻が後ろに落ちて、腰の伸びが悪くなり、膝も少し曲がりぎみで、外見も機能も一気に年寄りくさく変化していきます。

腰を痛める前にはなかった「肩こり」などを強く感じることがあったり、膝や肩、首などに原因不明の痛みが起こることもあります。また、腰を痛めてから、頭痛持ちになったなどもざらにあります。

なぜ腰を痛めると、原因不明の痛みや不調が全身に起こるようになるのでしょうか？

これこそが、腰が体の中心であり、要であることの証です。要である腰が歪むことで、全身の調和が乱れてしまうのです。

腰痛が全身を歪ませるメカニズム

この「腰痛になると全身が歪む」ことを、図的イメージで説明してみます。

たとえば、骨盤を模した基礎となるブロックの上に、背骨と同じ数の 24 個の積み木を積み上げていく模型を想像してみてください。

そのときに歪んだ腰と同じく、下部にある積み木をズラして置いてみます。すると、その上に積み上げていく積み木は、バランスを取るように、いろいろな方向にズレながら、積み上げられていくことになります。

積み木をわざと歪ませることで倒れないようにバランスが取れていくことを想像してみると、腰がずれてしまうと、全体を歪ますことでバランスをとるようになる、ということが映像的に理解できるのではないでしょうか。

動物は 4 本足で、地面と水平方向に背骨が横に長く伸びていることで重力の影響を受けづらい生き物です。しかし、人間の背骨は、不安定な 2 本足で立ちながら縦方向に背骨の展開をしているので、最初からある程度体バランスが崩れることを想定してつくられているような気がします。

背骨の構造は、地震のときにあえて揺れることでビル全体を守る高層ビルの免震構造に似ており、本来はとてもしなやかにたわむものなのですが、腰を痛めることでこのしなやかさが一気に失われてしまうような感覚になる、と言えばイメージできるでしょうか。全身に不具合が生じてしまうのです。

腰の歪みは、体全体に波及する

次に、体全体に波及する歪みを、私たちの関節に具体的に当てはめて説明してみます。

まず腰で生じた歪みを緩和するために、背骨全体がＣ型、あるいはＳ字型にねじれながら歪み始めます。足にある股関節～膝関節～足関節は順次に回旋し、鳥かごのような胸郭はよじれ、腕にある肩関節～肘関節～手関節もねじれながら全体のフレームが歪んでいきます。

このように、全身のフレームを歪ませることで腰に生じた歪みを緩和する働きが生じるわけです。

しかし、この体全体のバランスをとるために生じる歪みが、二次的な問題も生み出してしまいます。背骨が歪むことによりバランス能力や反射機能に不具合が生じやすくなります。筋肉のバランスにも狂いが生じて、さまざまな部位にコリや機能低下が引き起こります。

どこに何が起こるのかは人それぞれ異なりますが、このような弊害も、腰を痛めたリスクとして十分にあり得ることなのです。

心や人生のQOLも歪む！？
——たかが腰、されど腰

また、目にはわかりませんが、内部を流れる血流やリンパなど体

液の流れも、当然歪みの影響を受けて滞りが生じ、体全体の水はけが悪くなり、内臓の機能低下を招くことも避けられません。

たかが腰、されど腰なのです。

このように体の機能に問題が生じて、気持ちだけが元気でいられるわけがありません。

まず、心理的恐怖、今まではなかった倦怠感や、急に怒りっぽくなったり、わけもなく落ち込んだり、気分の抑揚が激しくなったりするなど、メンタル面にも腰痛の影響は及び、結果として人生の質が極端に低下してしまいます。

腰痛をなめてはいけません。腰痛は、あなたの人生を台無しにするパワーを持っているのです。

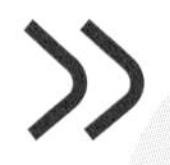

8 割強の腰痛が原因不明

40 歳以上の約 2800 万人が腰痛

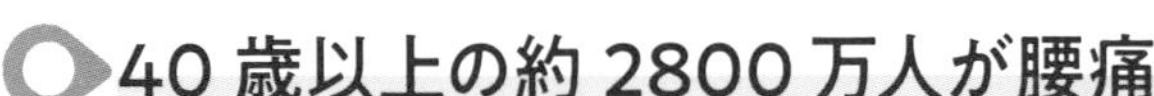

2 年に 1 度行なわれる厚生労働省による国民生活基礎調査では、常に腰痛は有訴者率のトップの座を保ち続けています。すなわち、日本人が有する症状のうち最も多いのは腰痛であるということです。

40 歳以上の約 2800 万人がなんらかの腰痛を持っており、男性では常に第 1 位、女性でも肩こりに次いで第 2 位の不動の位置を占めています。

もはや日本人の国民病ともいえる腰痛ですが、実はなぜ痛いのか？

その原因がはっきりとわかっている腰痛は、全腰痛の中でたった15％ほどしかありません。残りの 85％の腰痛は原因がよくわからないのに痛いわけです。

原因が特定できている「特異的腰痛」の主な種類

では、医学的に原因が特定でき、時に手術が必要とされる「**特異**

的腰痛」と呼ばれる15%の腰痛とはどのようなものがあるかを最初に見てみましょう。

まず代表的なものに**「椎間板ヘルニア」**があります。この腰痛は、背骨と背骨の間にある椎間板がなんらかの原因によって潰され、外方に押し出されて神経を圧迫するために起こる腰痛です。20～60代の、主に男性に多いという特徴があります。

次に多いのが**「腰部脊柱管狭窄症」**と呼ばれる腰痛です。最近は画像診断の発達により、この病名がつけられる腰痛はとても増えています。椎間板ヘルニアと同じく、坐骨神経痛を引き起こす系統の腰痛で、お尻から足の痺れや感覚麻痺などが起こります。

また背骨の関節部分の骨が切れて分離した結果、痛みが出る「**脊椎分離症**」、背骨が前方に滑ってしまう**「脊柱滑り症」**などもはっきりと原因がわかる特異的腰痛です。他にも骨粗しょう症による腰椎圧迫骨折や内臓疾患や悪性腫瘍による腰痛などが、原因がはっきりとわかる代表的な「特異的腰痛」と呼ばれる腰痛群です。

原因不明の「非特異的腰痛」、主な4つのパターン

その他の約85%を占める腰痛は、手術は不要で、原因がはっきりとは特定しづらいけれど腰が痛い**「非特異的腰痛」**と呼ばれるものです。生涯で成人の約8割の人が経験する腰痛はこのタイプの腰痛で、特徴は、腰部に起因するものの、下肢への神経痛、痺れ、感覚異常、マヒなどの神経症状がないこと。また、「馬尾症状」と呼ばれる閉尿や便失禁、性機能障害、お尻まわりの痺れや火照りなどがない腰痛全般がここに属します。

俗に言う「ギックリ腰」や「腰部捻挫」など、骨がズレたり、筋を違えたりするのがこの非特異的腰痛群です。

この非特異的腰痛を大雑把に分類すると４パターンに分けることができます。

まず**「筋・筋膜性腰痛」**と呼ばれる、一般的に使いすぎからくる腰痛で、スポーツマンや肉体労働、同じ姿勢を続けるデスクワーカー、慣れない山登りや引っ越しなどで腰部周辺の筋肉を使いすぎて痛みが起こるもの。

２つ目は、前屈みの姿勢を続けていたり、いつも腰がひけた姿勢を取り続けることで、椎間板にストレスがかかり変性して、主に前屈時に痛みが起こる**「椎間板性のもの」**。

３つ目は、背骨の関節である椎間関節の動きが悪くなったり、炎症を起こして、主に後屈時に痛みが起こる**「椎間関節性のもの」**。

４つ目は、骨盤の関節である仙腸関節にズレや炎症が生じて、主に腰椎下部や臀部に痛みが起こる**「仙腸関節性のもの」**。

手術のリスクを伴わないと言われている非特異的腰痛は、おおむねこの４パターンです。

慢性化する「ストレス性腰痛」

最後にもう１つ、原因がよく把握できない腰痛に**「心理社会的要素からくるもの」**があります。いわゆるストレス性の腰痛です。

職場や家庭の人間関係、仕事の内容、金銭問題、将来への不安など内容はさまざまですが、長くストレスにさらされると、脳内で痛みの信号を抑えるドーパミンやセロトニンという物質が放出されなくなっていきます。結果として腰痛が現れてくるのです。

このストレス性腰痛が厄介なのは、長い時間をかけて持続的に続いている心理的抑圧を、本人がストレス下にあることを認識できなくなっているケースが多いため、まさに原因不明の腰痛として処理され、慢性腰痛の一途を辿ることになります。

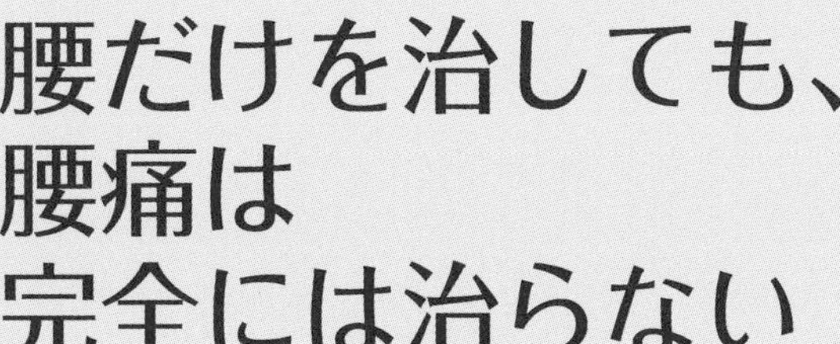

腰だけを治しても、腰痛は完全には治らない

急性腰痛と慢性腰痛では、アプローチ法が全く異なる

腰痛を大きく2つに分けて考えてみます。

その2つとは、**「急性腰痛」**と**「慢性腰痛」**です。なぜなら、同じ腰痛というくくりですが、アプローチの仕方が全く異なる2つだからです。

巷にあふれている腰痛情報でも、ここを踏まえて自分の腰痛がどちらに属しているのかを判断すれば、適切なセルフケアを行なうことができます。

急性腰痛の特徴と対処法

急性腰痛と慢性腰痛の決定的な差は、**炎症の有無**です。多かれ少なかれ、「急性腰痛には炎症が伴う」と考えて間違いはありません。

その場合の処置で一番大切となるのは「安静」です。腰がギクッとなったから体操すればなんとかなると思い、動いているうちに痛みがどんどんひどくなり動けなくなった……と言って来院してくる腰痛初心者のクライアントは結構な数にのぼります。これなどは、ある部位に過負荷がかかり、目には見えないものの、腰部のどこかの組織に損傷を負い、炎症があるのに動いて悪化させた典型的なケースです。

この場合の適切な処置とは、すみやかに**腰部に負担をかけないポーズをとる**こと。ベストなのは、**仰向けになり膝を立て30分ほど腹式呼吸をする**ことです。すると、副交感神経の働きが高まり患部が落ち着いてきます。可能ならば両掌を忍ばせて腰をサポートしてください。そして、起き上がるときには一度うつ伏せになってからいったん緩やかに正座をして、それからそろそろと立ち上がってみます。そして、冷却をします。一般的には冷湿布、場合によっては、消炎鎮痛剤を飲んだほうが治りが早いでしょう。

頭に入れておいたほうがいいのは、「急性期の痛みは、炎症との戦いである」ということです。いかに炎症を最小限に食い止め、早急に収めていけるかがその後の経過を決定づけていきます。よって、安静と冷却、すなわちダイレクトに腰に限局したアプローチがファーストエイドの主軸となります。

慢性腰痛の特徴と対処法

一方、慢性期の腰痛では、急性期の腰痛とは全く異なった、腰部以外への包括的なケアが必要となります。

急性期にはいかに炎症を最小限で食い止めるかがポイントでした。この炎症は2～10日くらいで普通は腰の痛みが治まっていくもので、普通のギックリ腰などでは炎症が治るにつれて痛みもなくなります。しかし、ある一定数の腰痛は、治癒までに時間がかかり、慢性化していく傾向があります。

その背景には、痛みのために、あるいは、痛みへの恐怖や不安から長時間体を動かさないでいることにより、全身の筋肉が硬直し、柔軟性を消失し、かえって腰痛を長引かせていることがまず考えられます。そして、末梢神経からの信号を受けた中枢神経が興奮したままの状態になり、腰部の損傷は治ったあとも、痛みの信号を脳へ送り続けてしまうケースもあります。

また、痛み以外の刺激を誤って痛みの信号として送信し続けて慢性的な痛みを引き起こすなど、脳の誤作動による腰痛の慢性化があります。ストレスや不安、恐怖などの心因性の要因が腰痛を慢性化させてしまいます。そのときの心理状態や環境などにより、長期間腰痛が治らない「慢性腰痛」という状態が引き起こされるのです。

慢性腰痛は、腰以外のアプローチも求められる

慢性腰痛を引き起こす全身の筋肉の硬直、脳の誤作動、ストレスや環境因子という痛めた腰以外の要因がある場合には、腰だけにフォーカスしていくら治療しても、腰痛は治りません。

そのような場合に私がすすめる最も効果がある方法は、個々の状態に合わせた運動療法です。

◉自分で行なうストレッチやヨガなどの柔軟性を回復する運動。
◉整体やマッサージなど、自分ではケアしづらい部位への他動的なアプローチ。
◉フィジカルトレーナーについての筋肉トレーニング。
◉呼吸法や瞑想など自律神経を安定させるメソッド。

など、腰以外のさまざまな側面から心身ともに健康度を高めていく方向に持っていかなければ、慢性化した腰痛は治りません。

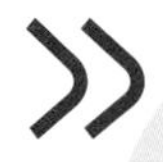

腰痛の原因は、腰ではなく腹にある

腰を痛めるカラクリ ――たとえば、「ギックリ腰」の場合

ここまで、さまざまな腰痛のパターンを見てきましたが、これらの腰痛はすべて結果であって原因ではありません。

では、腰を痛めた原因にはどのようなことが関与していたのでしょうか？

発症がわかりやすいので、急性腰痛、俗に「ギックリ腰」と言われる腰痛を例に挙げて考えてみます。

特徴は、重いものを持ったとき、顔を洗おうと前屈みになったとき、くしゃみをしたとき、しゃがんだときなど、日頃ではなんともない、ちょっとしたことでギクッといってしまうことが一般的です。

腰の第四〜第五腰椎間は、「構造的弱点」と呼ばれるほど、腰痛が多発する部位です。**ほぼ8割近くの腰痛がここ周辺を痛めます。**

なぜ些細なことで体の中心に位置する、動作時にとても大切な部位である腰がいとも簡単に壊れてしまうのでしょうか？

腰を痛めるカラクリは、腰にあるのではありません。

その原因は、腰ではなくお腹にあるのです。腰の安定性を担って

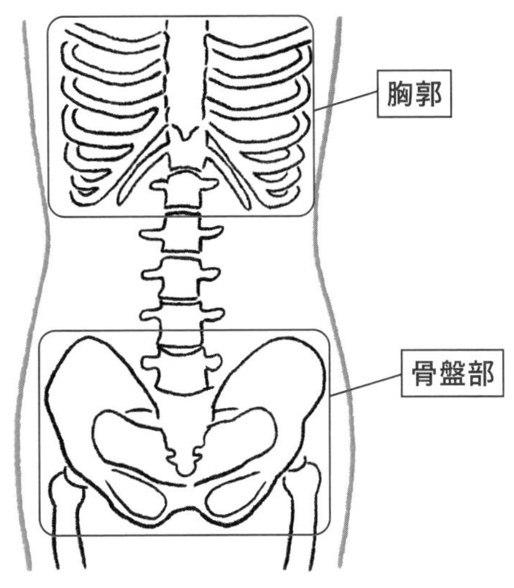

いるのは腰の筋肉ではなく、実はお腹なのです。

お腹の腰を支えるシステムがうまく働けなくなった結果として、腰椎に不安定状態が生じ、ほんの些細な衝撃にも耐えられずに、大切な腰に歪みが生じてしまう、というのが腰痛の真相です。

「腰痛の原因がお腹にある説」のメカニズム

では、お腹の何が腰痛を引き起こす原因となるのでしょうか？

イラストでわかるとおり、胸部は、胸郭という鳥かごのような肋骨の連なりで構成されていて安定しています。骨盤部もまた、同じく骨による強固な構造をしています。

しかし、その間で腰部を構成している腰椎は、小さなブロックのような5つの骨が積み木のように重なり合い、各腰椎間に軟骨組織の椎間板を抱えて、それぞれが可動するという、実に不安定な構造をしているのです。

この腰部は主に次のような働きを持っています。

◉前後屈、左右屈、左右回旋などの動作が可能な**「モビリティ」**という性格。
◉身体機能全体の安定性を担う**「スタビリティ」**、いわゆる「姿勢保持」という真逆の働き。

腰部は、相反するこれら２つの性格を兼ね備えている部位なのです。しかも、注目すべきは、その機能は堅固な骨構造で守られているのではなく、**モビリティを損なわないために「筋肉」が担っている**点です。

一般的に体幹、あるいはコア、またはコアマッスルと呼ばれているのは、この胸郭と骨盤の間の間隙と、骨盤底の間隙に張り巡らされた筋肉群に覆われた空間である**「腹腔」**のことを言います。

この長方形の腹腔の上部には「横隔膜」、底部には「骨盤底筋群」、後部の脊柱周辺に脊柱起立筋の中の「多裂筋」、壁面を囲むように「腹横筋」という筋肉が体幹、コアを形成しています。

これらの筋肉は、いずれも「深層筋」＝「インナーマッスル」と呼ばれる体の深部に位置する筋肉であり、適度に収縮することにより腹腔に「腹圧」を誕生させ、体幹部を安定させています。

腰痛とはズバリ、この腹部のインナーマッスルの機能に問題があり、うまく腹圧がかけられないときに、腰部の一部に過負荷がかかり、関節や靭帯や筋組織などがクラッシュして発症するのです。

また「慢性腰痛」とは、いつまで経っても腹圧がうまくかけられずに、腰部への負担が軽減しないために長期間治らない現象を言います。「腰痛の原因がお腹にある説」である所以が、ここにあります。

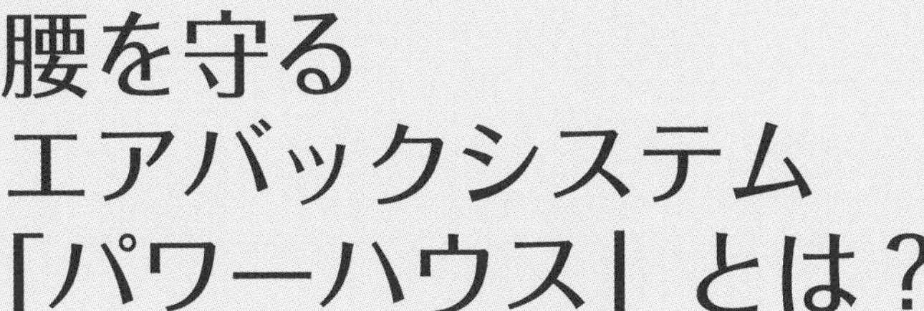

腰を守る エアバックシステム「パワーハウス」とは？

「パワーハウス」を形成する４つの筋肉

コアを形成して腰部の安定を生み出し、私たちを腰痛から守ってくれるインナーユニットについて考えてみます。

コアハウスを形成する筋肉は、４種類あります。**「横隔膜」「腹横筋」「骨盤底筋」「多裂筋」**の４つの筋肉群です。

これらの腹部深層筋が腹腔を圧縮することで、腹圧が形成されます。筋肉という皮袋で圧をかけ、エアバックシステムのように体幹を支えているイメージです。

フィットネスの世界では、このエアバックシステムは「パワーハウス」、あるいは「コアハウス」と呼ばれており、体の機能を正しく発揮するために欠かすことのできない、最も大切なシステムの１つとして位置づけられています。以後、ここでは「パワーハウス」と呼ぶことにします。

パワーハウスを形成する横隔膜、腹横筋、骨盤底筋、多裂筋の４つの筋肉群は、いずれも付着部が近接しており、４つの筋肉が連動して働くため「インナーユニット＝結合」と呼ばれています。

この４つのインナーユニットの中の１つの筋肉でもうまく働く

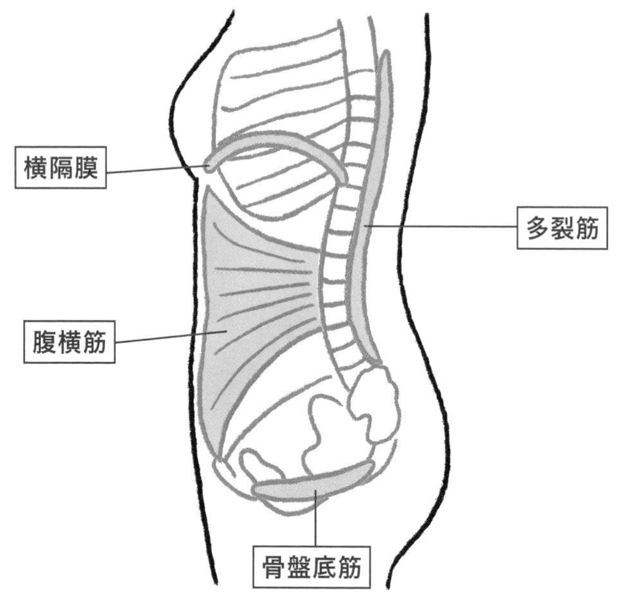

ことができないと、腹圧の形成が偏ってしまい、パワーハウスは消失します。と言うか、うまく体幹部が安定できません。もはや、そこの時点で立派な腰痛予備軍となります。

「パワーハウス」はどのように腰を守っているのか？

ここで、4つのインナーユニットについてのぞいてみます。

◉腹横筋

腹横筋は、俗に「腹筋」と呼ばれる腹直筋、外腹斜筋、内腹斜筋の中で最深部に位置する筋肉で、コルセットのように背中からグルっと腹部を包み込むように走行し、体が諸動作を起こすときには約

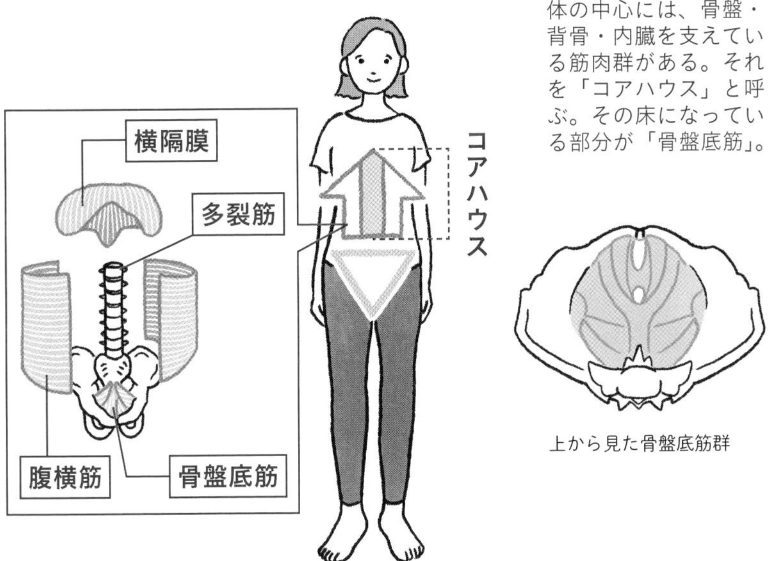

上から見た骨盤底筋群

600ある全身の筋肉群の中で最も早く収縮して、体を安定させる働きをしています。

なんとその仕事は、腕を動かす運動開始0.03秒前、脚を動かす運動開始の0.11秒前に収縮し始めて、体幹部を安定させています。このすばやい運動開始時間から見ても、体の安定性を得るために、いかに腹横筋の入力が大切なのかがわかるでしょう。

◉多裂筋

また、コアの後方に背骨に沿って走行している多裂筋は、俗に「背筋」と呼ばれている脊柱起立筋の1つで、1つひとつの椎骨を安定させる、とても重要な働きをしています。背骨の安定にとても大切な筋肉なのです。

腹横筋から続く膜組織が背部で多裂筋を包んでいるため、腹横筋が収縮することで、多裂筋の活動が促されるという特徴もあります。連動して働くのです。

◉横隔膜＆骨盤底筋

そしてコアの上部には、呼吸筋である横隔膜がコアに蓋をかぶせるように位置しており、呼吸運動することによりコア底部を支える「骨盤底筋」と連動して、天地のコアシステムとして働きます。

このように、コアを形成し、パワーハウスと呼ばれる４つのインナーユニットは、常時約30%収縮して姿勢を安定させ、体の深部で腹腔を圧縮することで腹圧をつくり、腰部の安定性をつくり出しています。

しかし、このパワーハウスの機能を著しく低下させる、多くの人たちが従事している現代のルーティン作業があります。

それが「デスクワーク」です。

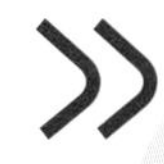

デスクワークは腹圧を弱らせ腰を壊す

PC普及で、腰痛発症率は上がった！？

まだPCが普及していなかった昭和のデスクワーカーと令和のデスクワーカーとでは、腹圧のかかり方は違うのでしょうか？

言い方を変えると、PC作業が増えると、腰痛発症率も高まるのでしょうか？

一般的には1995年にマイクロソフトが販売を開始したOS「Windows95」を搭載したパソコンの登場以後、インターネットの普及も伴って企業業務のパソコン化が進んだと言われています。

2001年には90％以上の企業でパソコンは利用され、現代ではほぼ100％近くの事業所や企業で、なんらかのPC業務は行なわれています。

残念ながら、PC普及前後での腰痛発症率の比較を調べたデータを見つけることができませんでしたが、個人的な感想で言えば、PC業務に移り変わってからのほうが、圧倒的に腰痛を発症する比率は高いと思っています。

なぜならば、実際には推奨されているデスクワークにおける正しい姿勢と言われる「骨盤を立て、頭を垂直軸上に保ちながらPCに

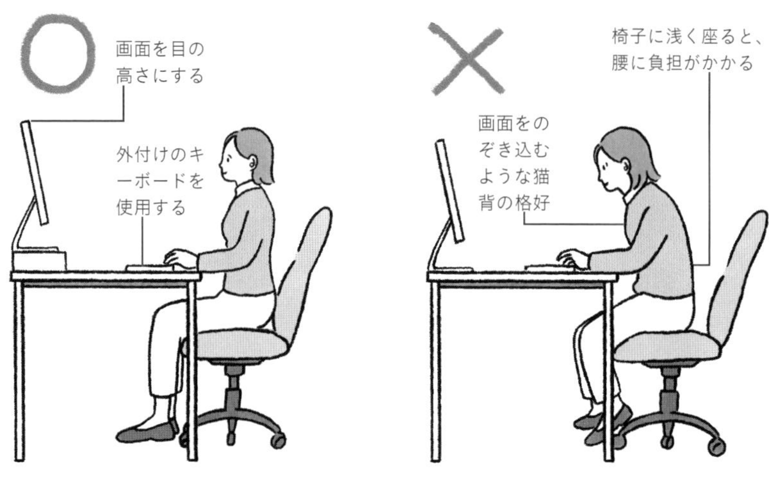

デスクワークでの姿勢、理想と実際

向かい合う」ことなど、経験的にできないことを知っているからです。

なぜデスクワークは腰に悪いのか？

集中すればするほど、首を前に出し、骨盤を後ろに落とした前のめりの前傾姿勢となっていき、腹圧をかけることができずにコアバランスは乱れ、背骨の安定性は消失されていきます。

この姿勢でドローインのようにお腹を絞り上げて腹圧をつくろうとすると、おへそを背骨側に入れ込むことはできますが、十分なパワーハウスの形成には至りません。

この状態を毎日数時間行ない続けていては、腰痛にならないほうが難しいでしょう。

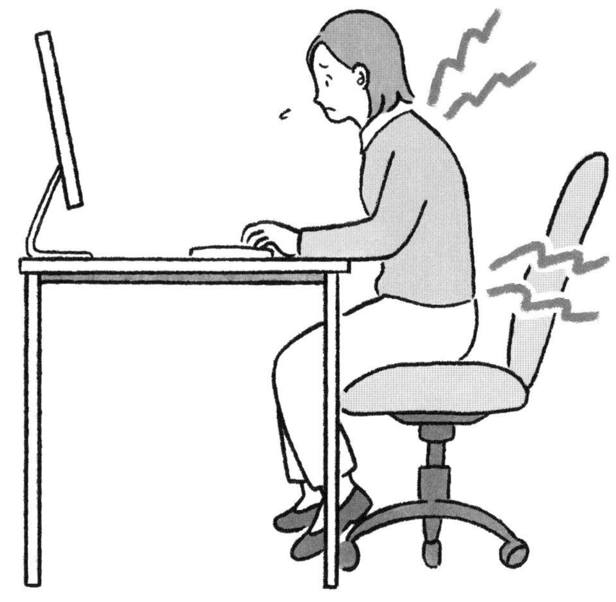

この姿勢で肩がこらないわけがない。腰痛と連動している。

PC 作業に限らず、デスクワーク一般がこのような姿勢を取り続けているわけですから、腰痛の出現率は低いはずがありません。

「腰痛」と「肩こり」の深い関係

もう１つ、デスクワークが腹圧を弱めて、腰痛を引き起こす大きな要因があります。

それが「肩こり」です。

肩こりは、肩甲骨周辺から首にかけての筋肉が強ばり、コリを感じる現象です。

「肩がこる」ということは、多かれ少なかれ、胸郭が弾力を失っている状態です。必然的に呼吸が浅く、小さくなります。

呼吸は体の中の一番大きな循環システムなので、浅い呼吸を続けていれば、当然血液〜リンパの流れが滞ります。結果として、**いらぬ筋緊張**を引き起こすことになります。

単純にデスクワークの姿勢は、腰に影響の深い臀筋や下肢の筋肉を硬化させますが、肩こりが招く浅い呼吸が、腰周辺の筋肉の緊張をよりいっそうと助長するのです。

デスクワークで腰痛を引き起こさないコツ

だが、一度立ち上がってゆっくりと息を吐ききり、パワーハウスを形成してから座ってみてください。

いかがでしょうか？　よくない姿勢が取りづらくなってはいないでしょうか？

きちんと腹圧がかかった状態をつくってから座ると、デスクワークをしていても腰痛にはなりづらく、肩こりにもなりづらいのです。

慣れてくれば、座っても腹圧の入力は簡単にできるようになりますが、立った状態で呼吸を使ってインナーユニットを動員してから仕事にかかってみてください。気がつくと腹圧が抜けていると思いますが、何度も繰り返して行なうことで、腰痛は予防できます。

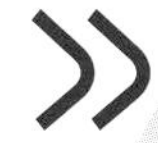

腹圧が偏ったままでいくら鍛えても、腰痛は改善しない

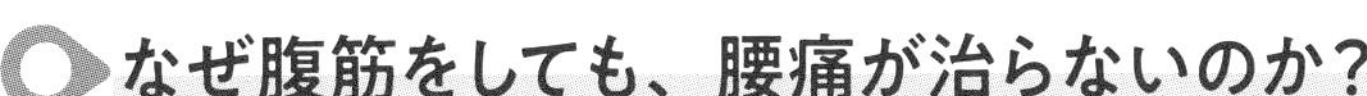

なぜ腹筋をしても、腰痛が治らないのか？

腰痛になる原因はお腹に問題があると言うのなら、腹筋を鍛えれば腰痛がなくなるのではないか？

そう考えるのは普通でしょう。

しかし。いくらクランチなどの腹筋運動を行なって腹筋を鍛えても、腰痛はなくなることはありません。なぜならば、**普通筋トレで鍛えているのは、体の表層部にある大きな「アウターマッスル」**と呼ばれている筋肉が対象となるからです。

アウターマッスルのスイッチが入った瞬間に、インナーマッスルは活動をやめます。インナーマッスルは、アウターマッスルが稼働し始めると、30%ほどの収縮力を保ったまま働きを停止するという性質があります。

しかし、パワーハウスを形成し、腰部の安定を担っている4種類のインナーユニットは、いずれも体の深部に位置するインナーマッスルです。

ここで大切となるのは、腰痛を起こさない、あるいは現在の腰痛を治すために取り組まなければならないのは、「アウターマッスル」

を鍛えて腹筋をムキムキにすることではありません。
表面からは見えませんが、**パワーユニットを形成するインナーマッスルを鍛えることが、腰痛の予防と改善につながっていく**ことの理解が重要なのです。

腰痛を軽減する「インナーマッスル」とは？

ここで、インナーマッスルについて少し解説させてください。
まず、全身にある約600種類の**筋肉の大部分がインナーマッスル**に属しています。また、インナーマッスルは、内臓をサポートして正しい位置に収める働きも担っています。
よって、インナーマッスルが衰えると、内臓下垂を起こしてポッコリお腹になります。こうなってしまったら、見た目からでもうまく腹圧がかけられないのは明白です。**ポッコリお腹は、立派な腰痛予備軍**だと言えます。
また、よく勘違いされているのですが、**インナーマッスル＝体幹ではありません。**
たしかにコアと呼ばれる体幹部は、インナーユニットと呼ばれるインナーマッスルで形成されていますが、その他にも肩関節や股関節などさまざまな関節の周辺にインナーマッスルは張り巡らされていて、それぞれの関節の動きを支え、安定化を担っています。
インナーマッスルの主な仕事は、**「体幹部や関節を安定させる働き」**と**「姿勢保持の働き」**の２つです。よって、強い力を発揮して体運動を行なうアウターマッスルとは鍛え方がまるで異なります。
インナーマッスルの鍛え方は、アウターマッスルを鍛えるときのように重く、強い運動では反応せず、**呼吸や、ゆっくりとした軽運動での反復動作を繰り返す**ことで、**筋肉と神経の伝達**を促しながら引き締めていく感じで行ないます。

詳しくは第３章で述べますが、腰痛を予防、改善していくためには、**呼吸運動だけで十分に効果を発揮**します。

と言うか、呼吸運動を通じたインナーユニットの神経〜筋促通がきちんとできていない状態でアウターマッスルを鍛えると、腰痛持ちの人は改善するどころか、かえって悪化し、運動をすればするほど、立派な腰痛持ちになっていきます。

腰痛は、起こるのも治るのも、すべてお腹の問題なのです。

次の章では、より詳しい腰痛対策として、お腹のパワーハウスシステムを狂わす最重要ポイントである「肛門のユルミ」について解説していきます。

第2章

腰痛になる人の体の特徴「肛門のユルミ」

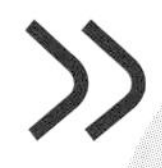

体幹部には「3つのK筋」という腰のカナメがある

腰を守る4つのインナーマッスルを鍛える、たった1つの方法

前章で述べた腰痛のメカニズムを要約すると、次のようになります。

腰痛の原因はお腹にある。正しく腹圧がかけられないために腰椎が安定性を欠いた状態で、主に短刹那的、あるいは持続的なメカニカルストレスが加わることにより腰痛は発生する。また、意識的に正しく腹圧をかけられるように習得しないと、腰痛は慢性化していく。

腰痛を予防するために、また現在抱えている腰痛を治していくためには、「コアバランスを回復して、腰椎の安定性を獲得する」のが何より効果的であり、根源的な腰痛対策となります。

そのために必要となるのが、4種類のインナーユニットを活性化することです。すなわち、腹横筋、横隔膜、多裂筋、骨盤底筋という、いずれも体の深部にセットされているインナーマッスルを意識的に鍛えていくことです。

では、どのようにして鍛えればいいのか？

となると、「徹底した呼吸による鍛錬を行なう」のが最善と言うか、方法はそれしかありません。

呼吸で行なうインナーマッスルの筋トレのやり方は、単純明快です。

息をいかに吐き切り、収縮力を保てるかに尽きます。ひと言で言えば、お腹を絞り切った状態を、何度も、何回も繰り返しつくるのです。

ドローインやロングブレスなどの、呼吸を使ってお腹を絞る系統の代表的なメソッドを目にしたこと、あるいは、行なったことがある人は多いでしょう。

実際に行なってみるとわかると思いますが、コアを形成する上部の横隔膜、周囲を囲む腹横筋、椎骨1つひとつを安定させる多裂筋、底部を支える骨盤底筋からの、上下左右への収縮の中で、下部構造からの引き締めである「骨盤底筋への意識」が一番向けづらいことに気がつくはずです。

加齢で衰えやすい筋肉「骨盤底筋」

「骨盤底筋」とは、文字どおり、骨盤の底部を支えるように張り巡られている膜状の筋肉のことです。

骨盤底筋は、男性と女性では形態が異なり、開口部が男性は肛門の1つですが、女性は前方に膣～尿道の2つの開口部を持ちます。

また、骨盤の形状が、男性は縦長で骨盤低部が狭いのに対して、女性の骨盤は妊娠～出産を可能にするため幅広く、骨盤底筋が占める面積も大きいのです。

この骨盤底筋は、加齢による生物学的な衰えにダイレクトに反応

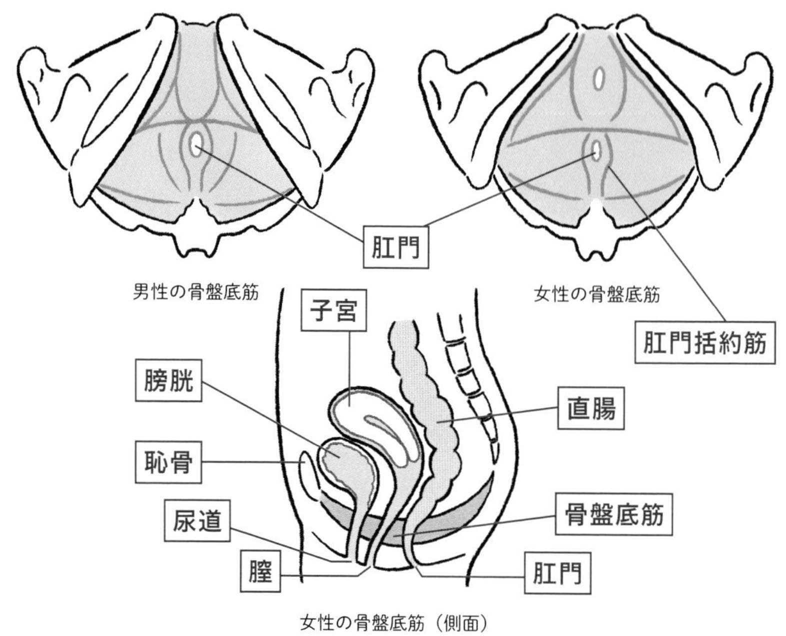

女性の骨盤底筋（側面）

する筋肉でもあります。介護を経験したことのある方ならおわかりいただけると思いますが、人間は衰えると、シモがユルクなります。そのシモとは、骨盤底筋のことです。

骨盤底筋は、呼吸運動に伴い、収縮～弛緩の運動を繰り返しています。呼吸を司る中心的な筋肉は、コアの上部に蓋をするように存在する横隔膜です。この横隔膜の動きは、吸気時に収縮しながら下方に下がることで胸郭が広がり、腹横筋、多裂筋の運動を伴いながら骨盤底筋もゆるみます。その反対の息を吐く呼気時には、横隔膜が弛緩しながら上昇して胸郭もしぼみ、腹横筋、多裂筋の運動を伴いながら骨盤底筋も上昇しながら収縮を起こします。

このような運動を繰り返しています。

一番鍛えづらい「骨盤底筋」をフォローする「2つのK筋」にも注目せよ

4種類あるインナーユニットの中で骨盤底筋が一番鍛えづらいがゆえに、腰痛にならないための、あるいは、腰痛を治していくためのコアシステムを考えると、**最も重要となるのが「骨盤底筋」のある底部の収縮〜弛緩運動**、そして、そこに連動させる**恥骨からおへそまでの下腹部の引き締め**であることがわかります。

この下腹部をより効果的に引き締めて、盤石のパワーハウスをつくり上げていくために、インナーユニットに「2つのK筋」をプラスして、**骨盤底筋を含めた「3つのK筋」と呼ばれる筋肉を活性化させていく**必要があります。

その**「3つのK筋」**とは、**「骨盤底筋」「肛門括約筋」「下部腹直筋」**というパワーハウス下部の収縮をより強烈に引き起こす筋肉です。

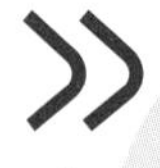

腰痛対策の必須マッスル「3つのK筋」——K1：骨盤底筋、K2：肛門括約筋、K3：下部腹直筋

最強の腰痛セルフケアに必要な「3K筋」

腰痛対策で必要なところは、腹腔、体幹、コア、コアハウス、パワーハウスなど、さまざまな名前で呼ばれていますが、腹横筋、横隔膜、多裂筋、骨盤底筋の４つのインナーマッスルで形成されている胴体の真ん中の部分です。

しかし、最強の腰痛セルフケアを身につけるには、ここからもう１つ踏み込んでいく必要があります。そのためにもまずは、**骨盤底筋**、骨盤底筋群の中の**肛門括約筋**、そしてアウターマッスルの腹直筋の下部繊維である**下部腹直筋**というキーワードを知っておいてください。

私たちの体の感覚は、全身が均一ではなく、部分、部分でかなりのバラツキがあることをご存じでしょうか。たとえば、足よりも手の感覚のほうが鋭敏です。背中よりもお腹のほうが、手の甲より手のひらのほうが、お尻よりも顔のほうが意識しやすく設計されています。多少の個人差こそあれ、体に投影される意識の分布図は、ちょうどホルスタインの白と黒の模様の如くまばらです。

コアと呼ばれる腹腔をつくる４種類の筋肉にも、はっきりと意識しやすい＝動かしやすい筋肉と、意識しづらい＝動かしづらい筋肉があります。**意識しやすい筆頭が横隔膜であり、一番意識しづらい筋肉が、先ほどもお伝えしたとおり骨盤底筋**です。

よってパワーハウスを形成していく過程では、どうしてもコア底部を支えている骨盤底筋の筋収縮力が甘くなるのは仕方がないのです。

しかし、構造的に、また生物学的に見て生命力の衰えがダイレクトに反映される**骨盤底筋は本来、最も意識して収縮力を高めていかなければならない筋肉**です。

極論に聞こえるかもしれませんが、**「腰痛対策には骨盤底筋の筋入力を徹底的に強化すべし！」**と私は声を大にして言い切りたいところです。

「骨盤底筋」を徹底解剖して、鍛える方法を探る

重複しますが、骨盤底筋は、他の3種類のインナーマッスルに連動、言い換えると、他の筋肉に引っ張られるようにしながら収縮弛緩活動を繰り返している存在です。

では、他の筋肉より意識の投影が薄く、思いどおりに動かしづらい骨盤底筋に向けて、どのように十分にフォーカスし、意識的に動かしていくことができるのでしょうか？

そのためにはまず、骨盤底筋の構造から理解してみる必要があります。

次ページのイラストのオレンジ色部分、骨盤底を膜状に覆うように付着しているのが骨盤底筋です。普通、この筋組織は意識的に動かすのは難しい。では、何か改善策はないのでしょうか？

心配ありません。ちゃんとあります。

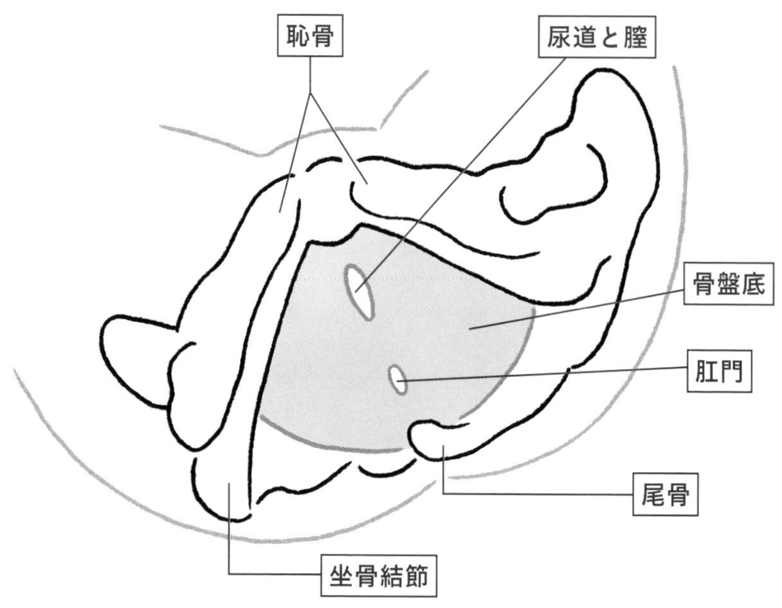

骨盤底筋には、イラストのように開口部があります。肛門と膣〜尿道（女性）です。骨盤底筋全体を意識的に収縮させるのは難しく感じますが、**骨盤底筋の一部である「肛門括約筋」を引き締め〜引き上げたりする**ことは比較的簡単にできます。

この収縮弛緩の反復運動は、一般的に**「骨盤底筋運動」**として知られ、産後や更年期の女性を中心に、尿漏れをはじめ、さまざまなシモのユルミ対策として行なわれている体操です。

「骨盤底筋運動」のやり方

①最初に息を吐きながら、コア全体を絞り、骨盤底筋を全体的に収縮する。

②次に、肛門を動かす筋肉である「肛門括約筋」をしっかりと締め

上げ、肛門を引き上げるように意識する。

このやり方で、よりしっかりと骨盤底部の収縮を強化することができますのでやってみてください。

より骨盤底部へのアプローチを強化するためのコツ

このように、最初に呼吸を使いながら、骨盤底筋を他のインナーユニットと連動的に収縮させ、ある程度絞りあげたら、肛門を収縮して引き上げるようにスイッチしていく。**骨盤底筋から肛門括約筋への２段スライド収縮**が、骨盤底部へのアプローチの仕方です。

しかし、骨盤底部へのより効果的なアプローチには、もうひと工夫が必要です。それは、**恥骨からおへそまでの下腹部を強化して、普通はあまり動かすことのない下部腹直筋を、意識的に十分な収縮ができるように鍛錬する**ことです。

下部腹直筋を十分に収縮することで、コアの中で最も収縮しづらいですが、腰の安定性を獲得するために最も重要である骨盤底筋を、よりいっそう力強くサポートして、**鋼の腰部安定性**をつくり上げていくことができるからです。

「腰痛を肛門力で治す」のに欠かせない最重要キーワード「3K筋」を使いこなす

ここまでを要約すると、腰痛と無縁でいるために、あるいは克服するためには、コアと呼ばれている腹腔に圧をかけて自らの体幹にパワーハウスを形成し、腰椎の安定性、支持性を高めていくことが必要です。

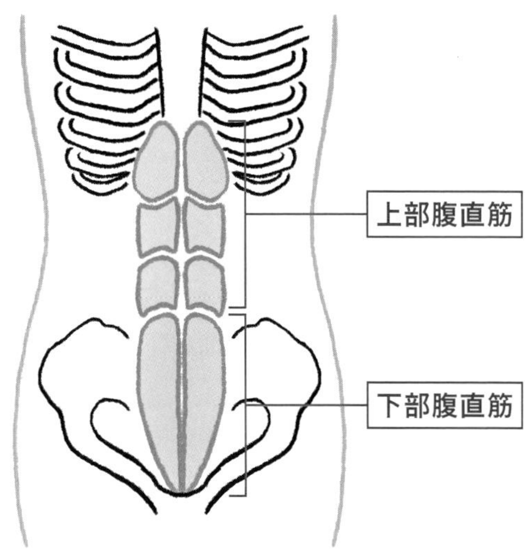

そのためには、体幹部のインナーマッスルと呼ばれる腹横筋、多裂筋、横隔膜、骨盤底筋を、息を吐きながら絞るように収縮させていきます。

加えて、骨盤底筋をより収縮させるために、骨盤底筋の一部である肛門括約筋を収縮～引き上げるように鍛錬し、その上で下部腹直筋を連動させていく。

これで、腰痛とは無縁でいられる最強のパワーハウスをつくり上げることができます。

腹腔を絞っていく際の仕上げであり、最終局面で重要となる3つの筋肉の頭文字の「K」をとって「3K筋」と命名し、この先の話を進めていきます。すなわち、K1：骨盤底筋、K2：肛門括約筋、K3：下部腹直筋、これが3K筋です。

3K筋を使えるようになることが、本書のタイトルである『腰痛は肛門力で治る』の全容であり、唯一無二、究極の腰痛対策なのです。

腰痛根治には、「肛門力強化」と「恥骨タックイン」以外にない

「恥骨タックインをしながら肛門力を高めていく」とは？

腰痛を撃退するためのセルフケアである3K筋、すなわちK1：骨盤底筋、K2：肛門括約筋、K3：下部腹直筋、を機能的に使えるように鍛錬する。結果として、本書のタイトルにもある「肛門力」が高まる——。

逆に言えば、肛門力を高めていかないと、いつまで経っても、何度も繰り返して再発する腰痛とは縁が切れなくなります。

世の中には星の数ほど腰痛対策があふれています。しかし、本当に腰痛を根治させるテクニックは、恥骨タックインをしながら、肛門力を高めていく以外にはありません。

では、腰痛根治に欠かせない「恥骨タックインをしながら肛門力を高めていく」とは、どのようなものなのか？

順を追って説明します。

まず、腰椎の安定性を獲得するために腹部にあるコアハウスを形成していきます。

そのやり方は、**「息を吐きながらインナーユニットである腹横筋、横隔膜、多裂筋、骨盤底筋を収縮させる」**というのは、先に解説したとおりです。ここまでが一般的な方法です。

大切なのは、ここからもう１つ骨盤底筋を収縮させていくことが重要です。

そのために、**「肛門括約筋を収縮させながら、肛門を上部に引き上げるように絞る」**。

そして、**「恥骨からおへそまでの下部腹直筋を収縮させながら、恥骨を巻き込むようにタックインさせていく」**。

ここで大切となるのが、**必ず順番どおりに収縮させていく**ことです。

なぜならば、先にもお伝えしましたが、「インナーマッスルは、アウターマッスルが働き始めると活動を停止してしまう」からです。腹直筋は、インナーマッスルではなく、アウターマッスルなのです。

収縮順番を時系列的に述べると、次のとおりです。

①インナーユニット４種の筋肉を、息を吐きながら収縮する。
②吐き終わってから、肛門括約筋を収縮させて肛門を絞り上げることで骨盤底筋の収縮をさらに促す。
③下部腹直筋を収縮させながら、恥骨を巻き込むようにタックインして、骨盤底から下腹部までをより絞り上げていく。

このことにより、重要であるのに抜けやすいコアハウス底部をしっかりと収縮させて、より強固なパワーハウスをつくり上げていくことができます。

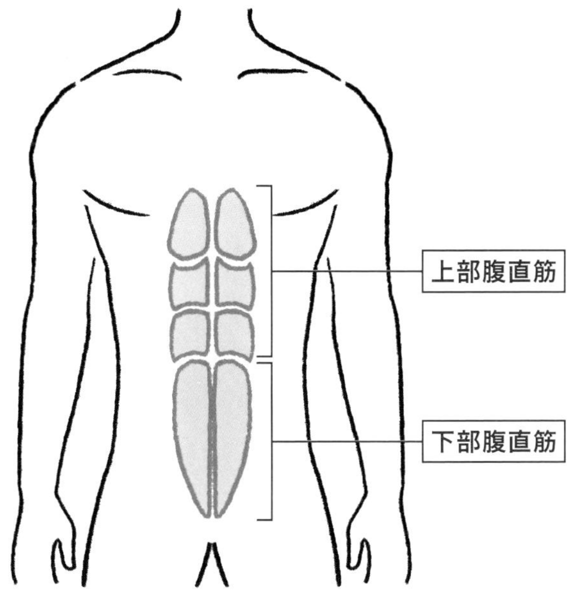

腰痛を根治させるには、肛門から下腹部を強化していく以外に道はありません。

盤石の腰部安定性を確保する「下部腹直筋」

ここで、下部腹直筋について補足しておきます。

下部腹直筋とは、俗に言う**「腹筋」**です。腹が割れた、シックスパックなどの形容は、腹直筋のことを指します。鳩尾から恥骨にまで付着している細長い筋肉です。中央縦に白線、横に3本の腱画という縦割り、横割りに区分けされていることで、体幹の動きを分節的にコントロールできるつくりになっています。

その主な働きは、体幹部の前屈〜背中を曲げるような動きであり、背中をまっすぐに保つと、恥骨を巻き込むように骨盤を後傾させる

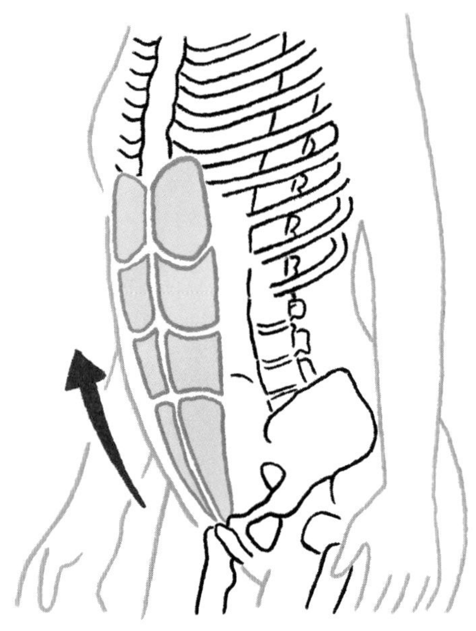

働きがあります。

恥骨タックインとは、**背中はまっすぐに保ちながら下部腹直筋を収縮させる**ことで、恥骨を巻き込むように骨盤の後傾を促しながら下腹部の圧を高めていきます。

肛門括約筋を引き締め〜引き上げることで肛門力を高め、その上でアウターマッスルである下部腹直筋を収縮させて、恥骨をタックインしながら骨盤底の収縮を高め、盤石の腰部安定性を習得していく腰痛退治のテクニックです。

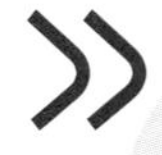

3K筋は、天然のコルセット
——3K筋に力がないと全身が壊れる

腰痛だとできない「お腹に正しく力が入っている」状態とは？

ギックリ腰などの急性腰痛症の経験がある人なら、一度はコルセットのお世話になったことがあるのではないでしょうか。

腰が曲がり、痛くて寝返りも打てないようなときに、腰部をコルセットで締め上げると、腰が安定してある程度楽になります。

これは、腰部を締めているというより、**腹部を圧迫して、抜けてしまったパワーハウスを人工的につくり上げたことで腹圧が高まり、腰部が安定性を得ることができた結果**です。

腰痛になると、お腹に正しく力が入りません。

と言うか、お腹に正しく力が入らなくなったために、腰を壊してしまうのですが、では、「お腹に正しく力が入る」とはどのような状態なのでしょう？

それは、**骨盤底から恥骨、恥骨からおへそまでの下腹部に力が入っていて、なおかつ、鳩尾の力が、限りなく抜けている状態**を指します。

しかし、腰痛になるとき、あるいはなったときのお腹は、鳩尾や側腹に力が入り、肝心の骨盤底から下腹部の力が入っていません。

人間にとって望ましい状態と、神経の関係

一般的にコアを固める、あるいは、パワーハウスを形成しようとして腹部を絞っていくと、鳩尾に力が集まりやすくなります。

これは、腹筋運動をしてみればよくわかるのですが、腹筋の発達は鳩尾から始まり、おへそから恥骨までの腹直筋下部は、レッグレイズなどの下腹を重点的に鍛えるトレーニングを、意識的に相当やり込まなければ、いくら腹筋運動をしても、鳩尾ばかりが発達して、下腹の発達は難しいものです。

しかし、人間の体は、いつ何時でも、できる限り鳩尾の力が抜けて、骨盤底から恥骨上部〜おへそまでの下腹部に力が入っている状態が望ましい状態です。

これは、腰痛に限ったことではなく、鳩尾に力が入ると、交感神経系が興奮し、逆に副交感神経系がダウンする方向に向かい、リラックスができなくなります。すべての不調、衰えの原因は、ここから始まるのです。

なぜ鳩尾に力が入ると、交感神経系が興奮するのかと言うと、ちょうど横隔膜の下方、胃の裏側周辺に「太陽神経叢」と呼ばれる、腹部交感神経節が広がっているからです。

この太陽神経叢は、自律神経叢神経節中、最大の神経叢で、複雑に分岐と吻合を繰り返しながら、諸内臓器を絡めとるように上腹部に広がっています。

自律神経は、ダイレクトに人の情動を反映させます。

「腰痛は心理的なことが原因」と言われるのも、この太陽神経叢が関与するためです。大小〜新旧さまざまな心理的抑圧が太陽神経叢

を形成する交感神経系を興奮させ、鳩尾の力が抜けなくなり、パワーハウスの形成、すなわち、下腹部から骨盤底の力が抜けて、腰部の安定性が欠如するために、物を持ち上げたり、くしゃみをするなどの物理的要因などは、なにもなくとも、ある日突然、あるいは、じわりじわりと腰痛になっていきます。

鳩尾が固まった状態としては、呼吸が浅く、小さく、思考はノイジーになり、自分では意識できないが、常に雑念妄想に苛まれながら生活をしていくことになります。

ヨガをはじめ多くの宗教やボディワークが唱える「今＝ここ」「be here now」という概念、自分の中心軸が過去の後悔や追憶でもなく、未来のファンタジーや空想の中に漂っているのでもなく、**深い呼吸とリラックスともに、「いま、ここに、ある」、肉体と精神の最高の状態が、肛門が締まりながら骨盤底から下腹に収縮があり、鳩尾の力が抜けた状態**と共にあります。そして、骨盤底から下腹部の力が抜けると、生物としての生きる力である「生命力」が欠乏します。すなわち、鳩尾が固まり肛門が開きます。

体と心の状態は、おおむね同調しています。肩を怒らせ、眉間にシワを寄せながらリラックスすることも、下を向き、頭を垂れながら活力をみなぎらせることもできません。

体と心はパラレルです。鳩尾が固まれば、肛門が緩み、腰痛になるだけではなく、精神と肉体の離反が起こり、心身は病態化に進んでいきます。

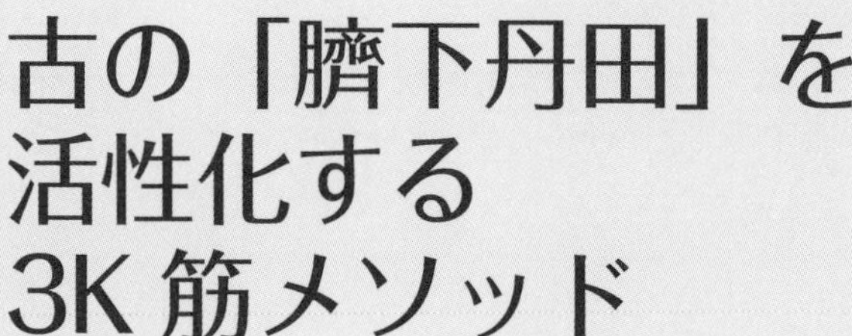

古の「臍下丹田」を活性化する3K筋メソッド

「丹田呼吸法」と「3K筋メソッド」の共通点

「臍下丹田（せいかたんでん）」という言葉を聞いたことがありますか？
「肚をつくる」とか、「肚が座っている」など、戦前までの日本の身体技法、精神文化、生き様などをはじめとして、ありとあらゆる日本文化の根底に流れる核のような「肚文化」の概念のことです。

　では、「丹田」とはどのようなものなのでしょうか？
『広辞苑』では次のような意味が記されています。

下腹部の、臍（へそ）の下にあたるところ。ここに力を入れると健康と勇気を得るといわれる。

　場所は、おへそから本人の親指第一関節の幅3横指下、そして、お腹と背中との中間に位置すると言われています。その場所には解剖学的に小腸があり、丹田という臓器も場所も、西洋医学的には概念も存在しません。
　丹田とは、元々は中国の伝統医学や道教などの思想形態からの渡来概念ですが、日本で禅と結びつき精神統一や不老不死、超能力的なエネルギーを得るための修行形態へと発達してきた経緯があります。

丹田を活性化する修行法、いわゆる丹田呼吸法を端的に要約すると、**「大きく息を吸い、お腹を絞るように息を長く吐く」を繰り返す**、となります。これはまさしく、私が提唱する3K筋メソッドほぼそのものです。

バイオメカニクス（生体力学）的に身体構造を安定させることと、生物としての生命力を強化していくこと、そして、腰痛退治が方向性として同一方向というのは、なんとも興味深いものがあります。

3K筋メソッドも丹田を活性化する行も、呼吸をコントロールする技術、すなわち呼吸法です。

私たちの身体システムで最も呼吸に影響を受けるのが自律神経系です。心身が緊張したときの呼吸は浅く、早くなり、交感神経系の働きがより高まります。その反対に、リラックスしているときの呼吸は深く、ゆっくりとなり、副交換神経系の働きが高まります。

心身を鎮静化に導き、治癒能力を鼓舞する3K筋メソッド

世には何千という呼吸法が存在します。その中の99%以上の呼吸法が「いかに副交感神経系をアップさせて、ヒートしている交感神経系をダウンさせるか」というものです。

腰痛だけではなく、心身に引き起こされる不調は、交感神経系が興奮して、副交感神経系がダウンしたところから始まります。すなわち、恐怖、怒り、不安、悲しみなどの感情のわだかまりが、脳の平安を苛み、じわじわと心身が蝕まれていくのです。

前項で、腹部に張り巡らされた交感神経叢の中心的存在である太陽神経叢のことを解説しました。太陽神経叢は、上腹部を中心にネ

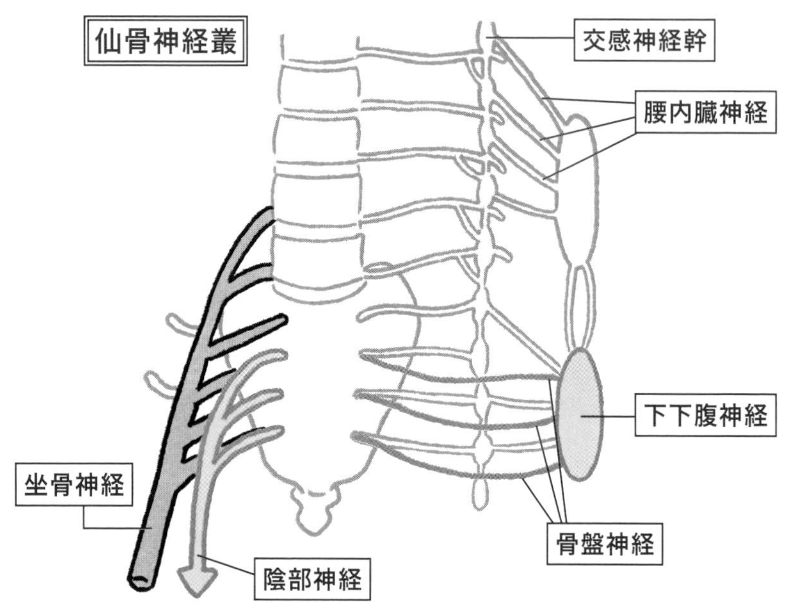

ットワークされていますが、**おへそから下の骨盤内にも骨盤神経叢として交感神経節が広がっています。**

現代では、心因的な原因から腰痛を引き起こされることが証明されています。**特異的腰痛を除く大多数の腰痛がなんらかの心理的要因が当てはまるのではないか**と思うのですが、そこには、腰やお尻や下肢の筋肉、骨格の変異以外に、**背骨の前面、お腹側に張り巡らされているこれら交感神経節の緊張がある**と考えられます。

心身を緊張させる交感神経は、脊柱の両側を走る幹から出て身体各部に分布していますが、心身の活動を鎮静化させる神経は、延髄から出て複雑に枝分かれしている迷走神経と、仙骨から出ている副交感神経から各部に分布しています。

3K筋メソッドは、身体力学的にはより強固な腹腔の圧＝パワーハウスを形成しますが、生理的には心身の自動調整機能であり、喜

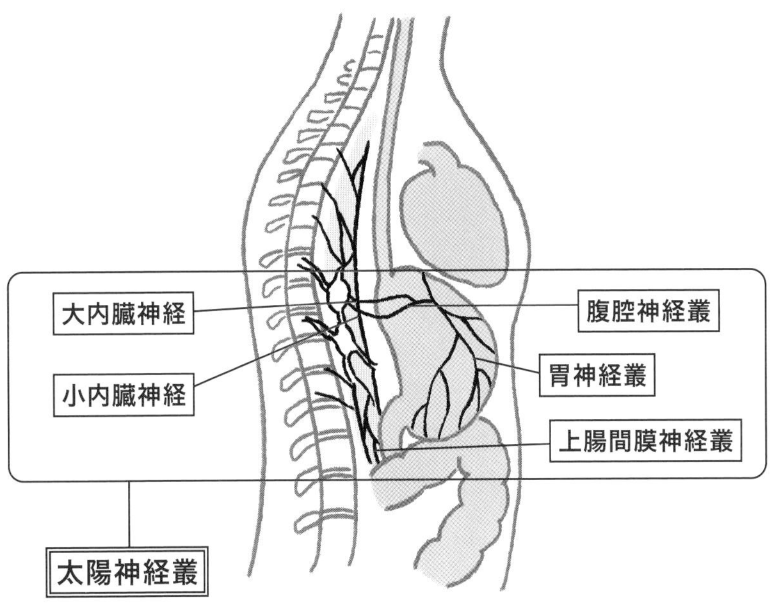

怒哀楽、恐怖などの情動の影響をダイレクトに受ける自律神経系の中の、**心身を鎮静化に導く仙骨副交感神経を活性化させる働き**があり、心身の緊張を鎮静化させ、**本人が持つ治癒能力を鼓舞する性質**を有しています。

呼吸と心身の関係は双方向性であり、心身が緊張すると呼吸が早まるし、浅く早い呼吸を繰り返しても心身は緊張します。その反対に、心身が弛緩すると呼吸は緩やかに深くなりますが、緩やかに深い呼吸を繰り返しても結果として心身は弛緩します。

よって3K筋メソッドの効果は、腰痛の原因が心因性のものだろうが、メカニカル的なものだろうが関係なく、**痛みからの解放と根源的な治癒、ならびに最大の予防として機能する**のです。

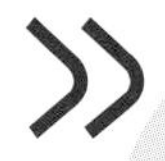

3K筋を入力すると、その場で腰の痛みがなくなる

もし腰の痛みやギクギクしたら、コレをやってみよう

息を吐きながらインナーユニットを収縮させていくことで、腹部のエアバックシステムである「パワーハウス」が形成されていく——。それにより初めて、腰椎をはじめとした脊柱および体幹部の安定性が保たれます。

しかし、腰痛になるときはうまく腹部を収縮させて、エアバックシステムを発動することができません。すなわち、**腰が壊れる前にすでにお腹が壊れている**のです。これが、腰を痛める本当の機序です。

ちなみに、腰に痛みがあるとき、腰がギクギクと危ない感じがするときには、**意識的にお腹を引っ込ませて、肛門を締めながら引き上げ、少し恥骨を巻き上げるようにしてパワーハウスをつくってみてください**。その場で腰の安定性が得られ、安心して動けるようになっていることを体感できると思います。

優れた自家製コルセットであるパワーハウスを発動することにより、腰部が安定し、痛みの緩和、あるいは軽減〜消失が瞬時に引き起こされます。たとえ寝返りが打てないぐらいの痛みがある急性期にも、それなりの効果があるので、やってみて損はありません。

それでも効かないあなたへ

しかし、いくら息を吐きながら、腹部を締めて腰の安定性を得ようとしても、はっきりとした効果を得られない人が一定数います。それには、いくつかの原因があります。

まず3K筋の収縮の仕方が間違っていれば、効果はない、または薄いでしょう。次章で詳しく説明しているので、参考にしてみてください。

効果が得られない人の大多数に1つの共通点があります。

それは、しっかりと息が吐けない点です。すなわち、胸郭の動きが小さいのです。

胸郭は腰椎の上部にある胸椎という背骨の横に12対の肋骨が鳥かごのように連なり、拡張〜収縮を繰り返しながら呼吸運動をしています。撫で肩で胸の薄い人は息が吸いづらく、怒り肩で胸の厚い人は息を吐きづらい傾向があります。共に、無意識時の呼吸が浅いのが共通項としてあります。また、肩こり、首こりが強い人も肩甲骨周辺の筋肉か硬いために、深い呼吸ができません。

お腹を絞ろうとしてもうまくいかない人は、プレワークとして「肩まわりをほぐす運動」か、「胸式呼吸」を行なってみてください。

肩関節と3K筋を絡めたワークは次章で紹介するので、ここでは胸式呼吸についてお伝えしておきます。

「胸式呼吸」のやり方

鼻からゆっくりと胸郭を上に持ち上げるように息を吸い込み、ゆ

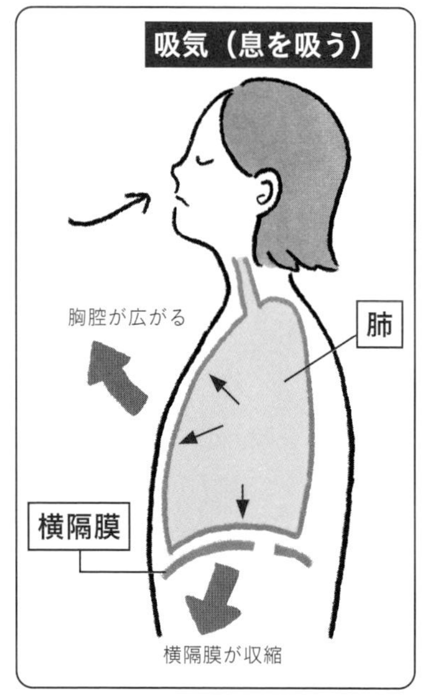

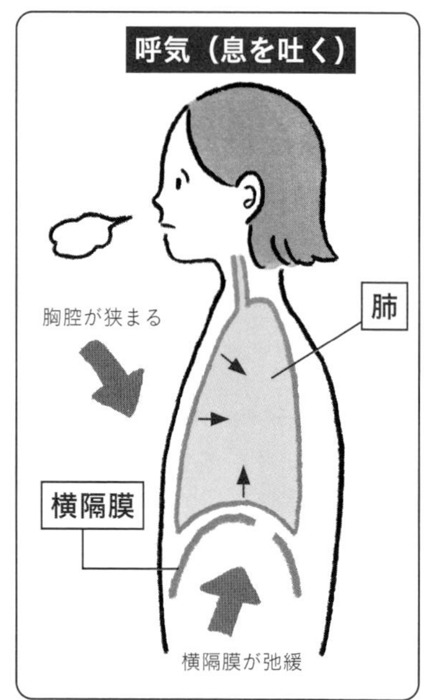

っくりとおへそを引っ込めていくように吐きます。

吸うときのポイントは、もうこれ以上吸えないという時点からもうひと押し吸って、胸郭をより上に引き上げながら、数秒間そのまま保持します。

吐くときのポイントは、もう吐けないというところから、もうひと吐きお腹を引っ込め続けてください。

吸い〜吐きが終わったら、数回普通の呼吸を行ない、体を安定させてから５〜６回行ないます。

大きく息を吸ってみると、自分の体のどこの動きが悪いかがわかってきます。特に背骨と肋骨がコンタクトしている肋横突関節部位に可動性欠如が多くみられます。

その動きの悪いところを、内側から呼吸で押し広げるように息を

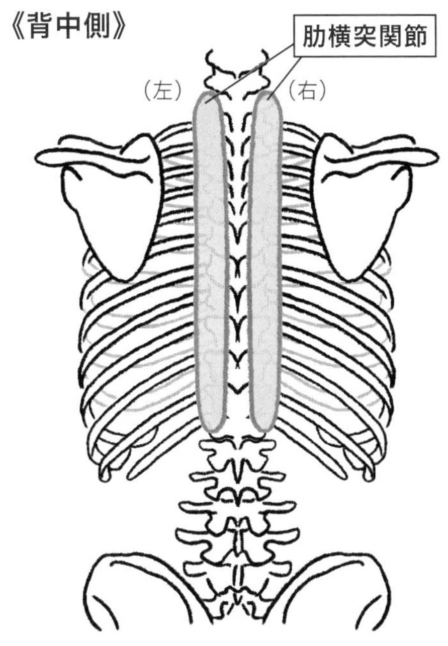

入れていきます。息が胸郭全体に入るようになると、腰椎を中心に脊柱全体のしなやかさが回復して、なんとも言えぬ爽快感が得られます。

この呼吸を繰り返し行なうことで、胸郭が柔らかくなります。

その結果、腹部のコントロールが容易になり、活発になり、3K筋の入力が簡単に行なえ、しっかりとしたパワーハウスの形成が可能となるので、ぜひやってみてください。

第3章

その腰痛、肛門力を覚醒させれば、1分で治る

体の声に耳を傾けたボディワークを実践！

体の声に耳を傾けながらできるか否かで、仕上がりは変わる

体操とは、体との会話です。

昔ヨガのトレーナーから、

「足首を回し、膝を曲げ伸ばし、股関節を動かす。次に、手首を回し、肘を曲げ伸ばし、肩を回す。これで体が整わなかったら、あなたの体と魂は分離している」

と言われたことを思い出します。

当時は「何を言っているんだ？」くらいにしか思えなかったのですが、それから35年ボディワークを続けてきて、確かにそのとおりだと今では思います。

特に、**体の痛みのケアを目的として体を動かす**ときは、いかに副交感神経系の働きを高めていけるのかがポイントとなるがゆえに、**十分に体に思いを馳せ、体の声に耳を傾け、息を整えながら、心の静けさの中で動く**のと、「心ここにあらず」で動くのでは、仕上がりには雲泥の差が生じます。カギとなるのは、**場を整え、自らを整え、心安らかな集中力**の3つです。

正しく肛門を引き上げるコツ「恥骨タックイン」

腰痛を根治させるために、肛門から下腹部の感覚を覚醒させ、肛門力を高めるための簡単な基本３メソッドを行なってみてください。

肛門を引き上げる感覚は慣れないと難しいものですが、正しく引き上げるコツがあります。

それが「恥骨タックイン」というキーワードです。やり方を改めて記します。

【恥骨タックイン】
息を吐きながら、恥骨を体の内側に巻き込むようにして、肛門をキュッと締めて引き上げながら、お腹の中まで絞り上げるようにして息を吐ききる。

さまざまな体位で行なうことができますが、**初めは座位で行なう**のが習得しやすいでしょう。

どのような体位で行なう際にも大切となるのが、ゆっくりと息を吐きながら、お腹全体を収縮させていき、５割ほど吐いたところから恥骨をタックインをして、力を込めながら、息を吐ききっていく、という２段スライドで行なうことです。

最初はうまくいっているかどうかわからないと思いますが、何度か行なっているうちにコツがつかめてくると思いますので、ぜひトライしてみてください。

3K 筋で、自前の天然コルセットをつくろう！

肛門〜骨盤底〜下腹の収縮力が高まり、自前のコルセットをつくることができれば、腰痛の呪縛から解放される日が目の前まで来ていると思って間違いないでしょう。

椎間板ヘルニアなどで恥骨タックイン＝骨盤の後傾をすると腰に痛みを感じる場合には、その一歩手前で制限をかけると無理なくできるはずなので、自分の体と会話をしながらトライしてみてください。

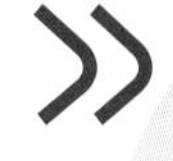

座位での恥骨タックイン

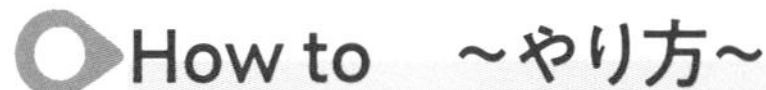

How to　～やり方～

①坐骨を立てたニュートラルポジション（NP）で座る。

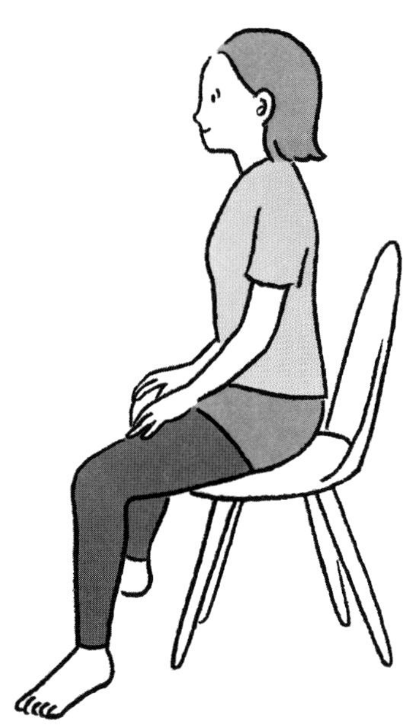

②おへそを背骨にくっつけていくように、ゆっくりと口から息を吐いていく。

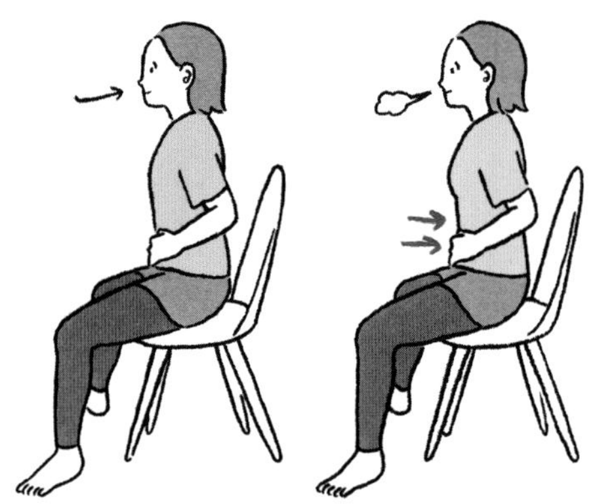

③５割方吐き終わったら、息を絞り出すように恥骨タックインしながら腰を後ろに倒していく。

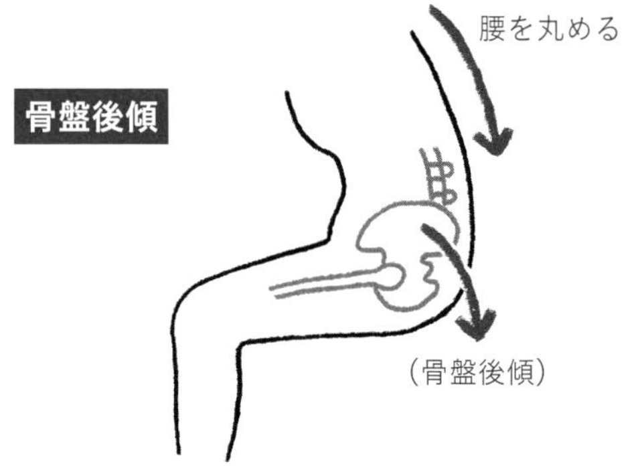

④肛門を胃の方向に引き上げていくようにイメージしながら、下腹部を強く収縮させていく。

⑤骨盤底～下腹部に強い収縮を感じながら、５秒ほど保って NP に戻す。

⑥①～⑤を何度も繰り返し行なうことで、肛門から骨盤底の感覚が明確になっていくにしたがい、骨盤底への神経筋促通が高まっていく。

POINT

- 息は吐いた分だけ自然に入ってくるので、意識的に息を吸う必要はない。
- 息を5割方吐くまでは、お腹全体を収縮する感じで、力まないこと。
- 椎間板ヘルニアで腰を丸めると痛みがある人は、腰を落とさずにNPで行なう。
- 恥骨タックイン操作は、座位が一番わかりやすいので、丁寧にコツをつかむ。

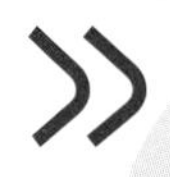

立位での恥骨タックイン

座位で感覚がつかめるようになってきたら、今度は立位で挑戦。

How to　～やり方～

①両足を肩幅程度に開き、腕は体の横に下ろす。
②なるべく背骨をまっすぐに保つ。
③ゆっくりとおへそが背骨にくっつくように息を吐くことを意識する。
④５割ほど息を吐いたら、恥骨をタックインしながら、肛門を引き上げ、下腹を絞り込みながら力を込めて吐ききる。
⑤５秒ほど絞り切って元に戻す。
⑥何度も繰り返し行なう。

POINT

・体の中心に軸を通す感じで、肛門を引き上げていくのがコツ。
・反り腰にならないように気をつける。
・腰に不安感があるときなどは、立位での恥骨タックインができると、その場で安定感が得られる。

まっすぐ立つ指標

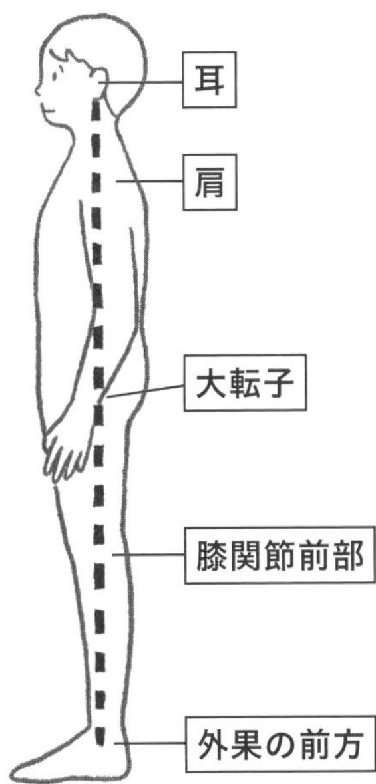

立位での恥骨タックイン

息を吐く

恥骨をタックイン

肛門を引き上げるように締める

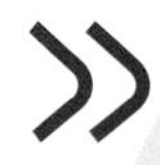

仰臥位での恥骨タックイン

立位で感覚がつかめるようになってきたら、今度は仰臥位で挑戦。

How to　～やり方～

①仰向けに寝て膝を曲げる。
②足の幅は肩幅程度。
③手は恥骨とおへその間にあてる。
④ゆっくりとおへそが背骨にくっつくように息を吐くことを意識する。
⑤恥骨タックインしながら、肛門を引き上げ、下腹を絞り込みながら吐ききる。
⑥５秒ほど絞り切って元に戻す。
⑦何度も繰り返し行なう。

POINT

・膝が離れたり、くっつきすぎたりしない
・恥骨タックインするときに、腰が浮き上がらないようにする。

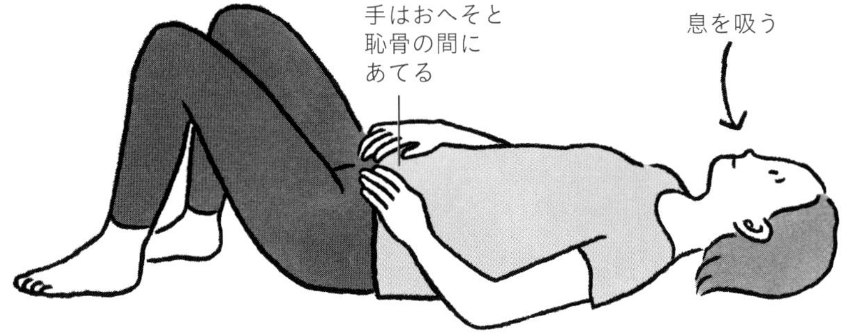

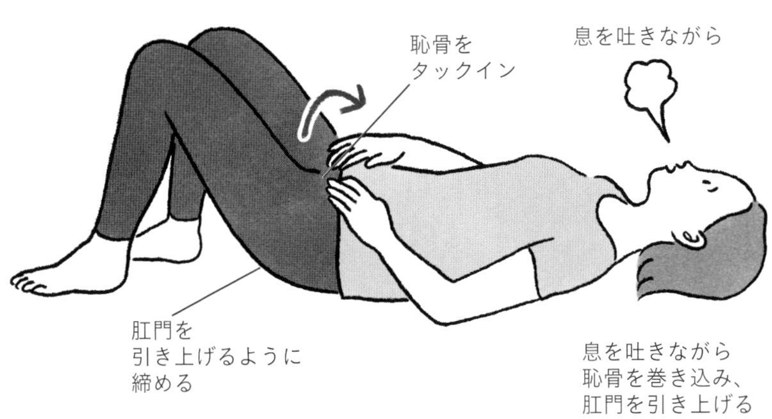

息を吐きながら
恥骨を巻き込み、
肛門を引き上げる

第4章

上肢、下肢を使った応用編

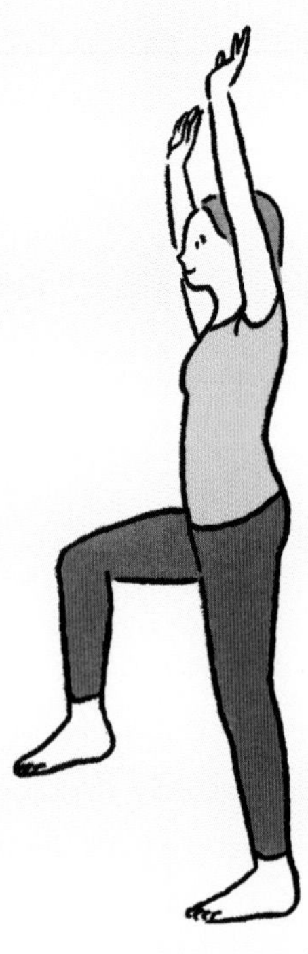

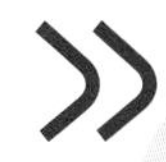

腰が痛くても無理なくできるメソッド

手足を使った恥骨タックイン

この章では、腰が痛くても無理なくできる、手足を使い、恥骨タックインがよりやりやすい体をつくるためのメソッドを紹介します。

腰に痛みや違和感があるときに、腕を大きく動かすことがいかに腰に影響があるのかを実感できると思いますし、腕を大きく動かした後に腰がゆるんでいることも体感できると思います。

恥骨タックインをしながら、手足を動かし、骨盤底と全身の連動性、保持力を高めていくことで、腰部と胸部の連なりがスムースになります。体全体が動きやすくなることにより、肛門力はより高まるのです。

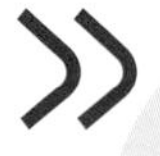

上肢を使った応用編①「上肢の回旋」

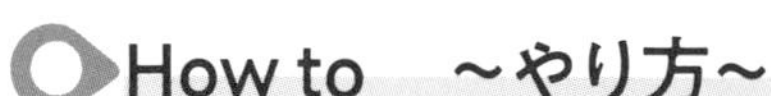

How to　～やり方～

①足は肩幅で立ち、手は体の横で軽くグーを握る。

②恥骨タックインをしながら、下腹のみ筋入力して、あとはできるだけリラックスする。

③息を吐きながら、腕を大きく内回しに 10 回回す。

④その後、外回しに 10 回回す。

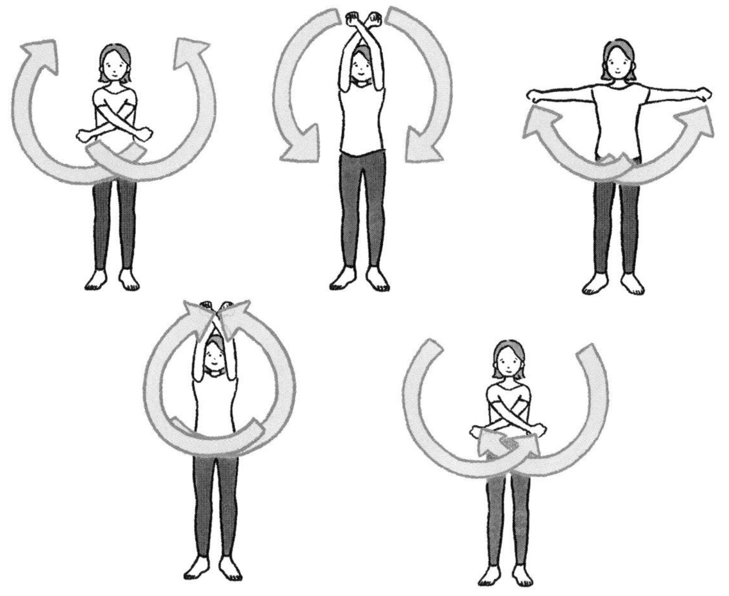

POINT

・できるだけ力を入れずに、背骨と胸郭がよく動くように腕を回す。
・腕が上方に上がるときに息を吐く。
・軽く膝でリズムをとると、やりやすい。
・恥骨タックインをしながら腕を動かすだけで腰まで動き、こわばりが楽になっていくのを実感できる。

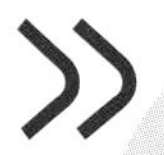

上肢を使った応用編②「前方挙上」

How to　～やり方～

①足は肩幅、手は体の横に垂らして立つ。

②恥骨タックインをしながら、下腹のみ筋入力して、あとはできるだけリラックスする。

③お腹を引っ込めながら息を吐き、前方より両手をバンザイするように挙上する。

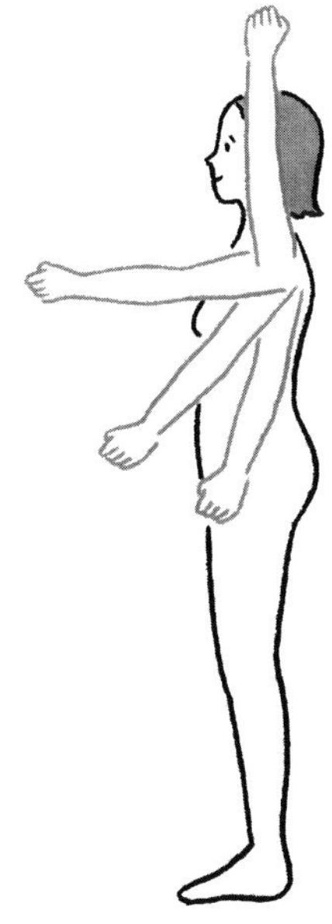

POINT

- できるだけ力を入れずに、胸郭がよく動くように腕を上げる。
- 腕が上方に上がるときに、息を吐く。

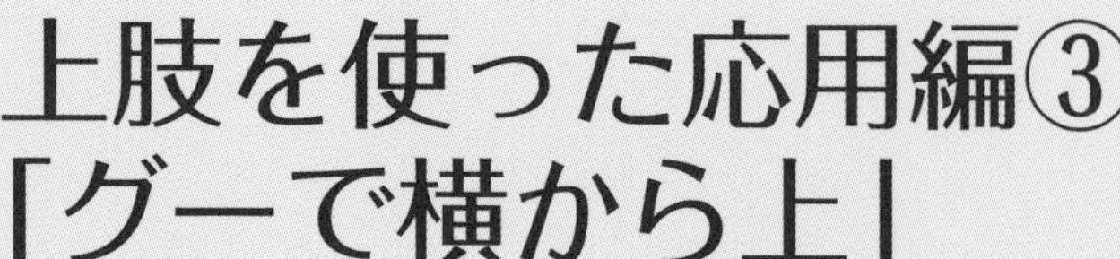

上肢を使った応用編③「グーで横から上」

How to　～やり方～

①足は肩幅で、手は体の横。

②恥骨タックインをしながら、下腹のみ筋入力して、あとはできるだけリラックスする。

③お腹を引っ込めながら息を吐き、側方より両手をバンザイするように挙上する。

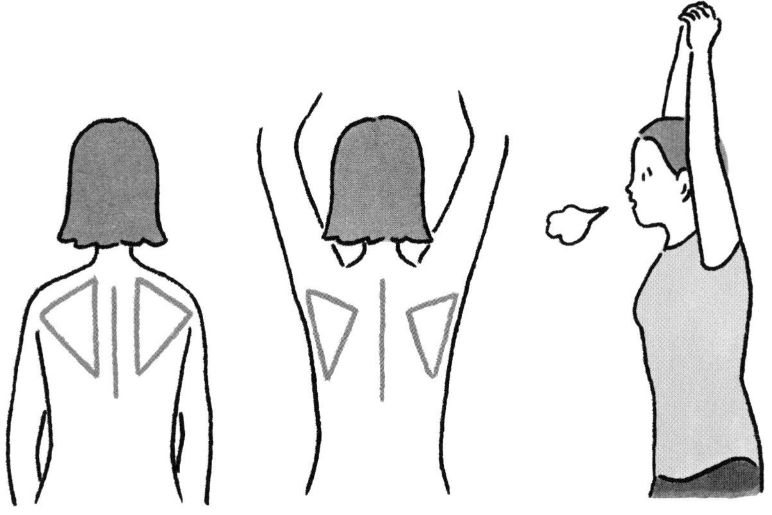

POINT

- できるだけ力を入れずに、胸郭がよく動くように腕を上げる。
- 腕が上方に上がるときに、息を吐く。

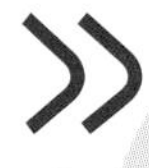

下肢を使った応用編①「足の振り子運動」

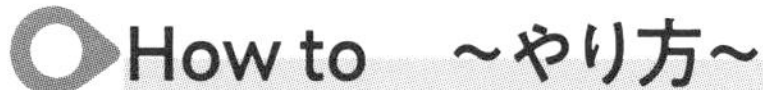

How to　～やり方～

①足は肩幅で立つ。

②軸足にしっかりと体重をかけて。

③反対側の足を振り子のように前後に動かす。

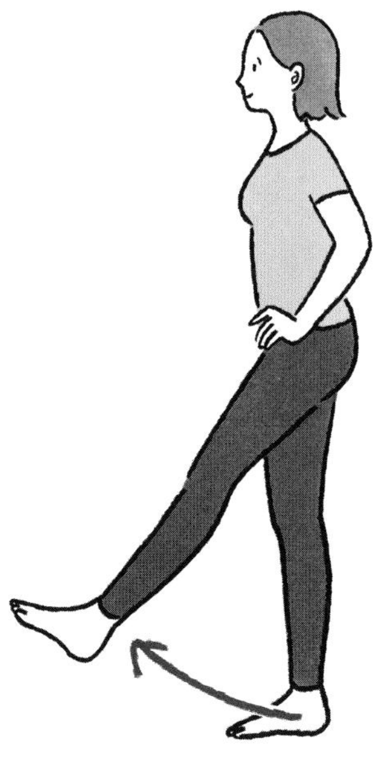
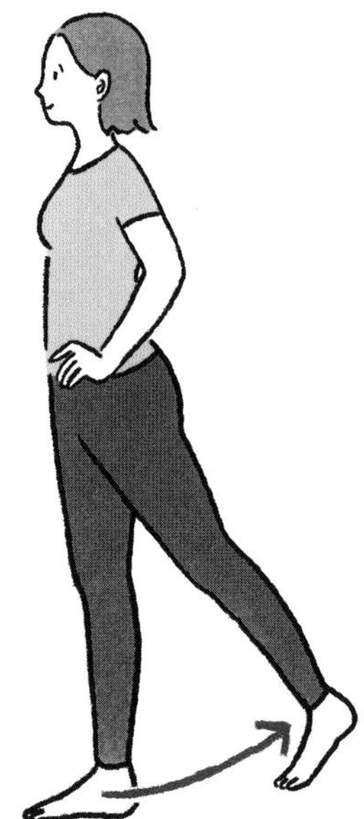

POINT

・軸足がぶれないように気をつける。
・できるだけ体の力、足の力を抜いて、股関節周辺が動くように足を振る。
・足が前に行ったときに恥骨タックインをする。
・お尻と下腹部に意識を持っていく。
・片足10～20回繰り返す。

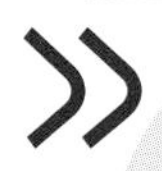

下肢を使った応用編②「腿上げ」

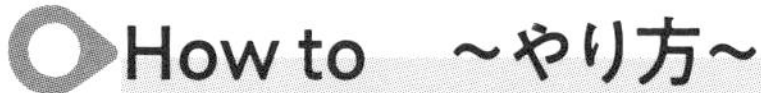

How to　～やり方～

①足は肩幅で立ち、両手をバンザイして親指を絡め、恥骨タックインする。

②息を吐きながら、少し前屈みになり、下腹部が引っ込むような感じで膝を持ち上げる。

③膝を持ち上げたときに、お腹をできるだけ強く収縮させる。

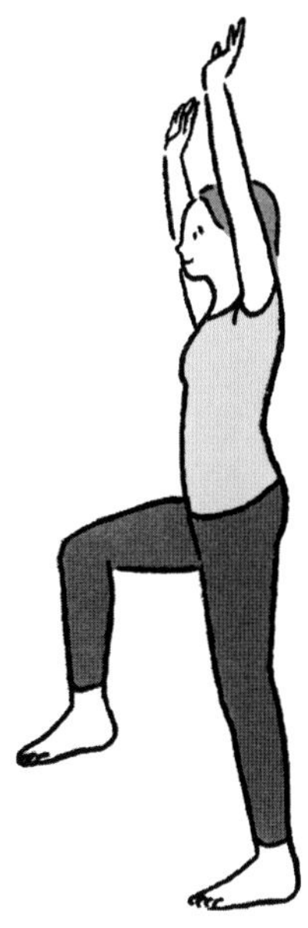

POINT

・両手をバンザイして、脇が伸びるように行なう。
・大きく息を吐くように、膝を上げる。
・左右交互に10～20回繰り返す。

第5章

3K関連筋強化・腰痛退治【筋トレ編】

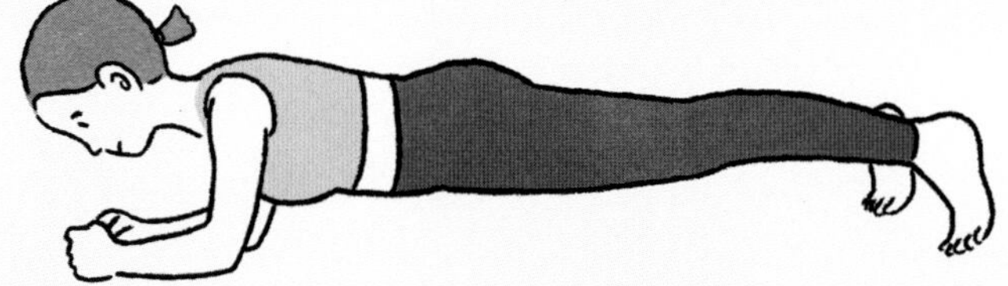

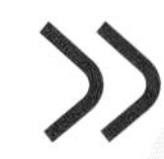

自分自身で腰痛を治すための「運動療法」

「腰が痛いから運動はできない」は大間違い

この章では、腰痛とは無縁な生活を送るために必要となる、筋力アップ運動＝腰に良い筋トレを紹介します。健康的で有意義な生活を送るためには、バランスのとれたある程度の筋力の保持は必要不可欠だからです。いずれも腰への負担の少ない運動なので、怖がらずに挑戦してみてください。

ここで行なう筋トレは、いずれも高い効果とバランスの良い種目で構成されています。いずれも私が毎日クライアントとのセッションで、実際に行なっている運動なので、安心してトライしてみてください。

ただの運動ではありません。自分自身で腰痛を治すための「運動療法」であると自覚して行なうと、より効果があります。

腰痛は、動かないと根本からは治りません。しかし、下手に動かせば、悪化もします。また、動きすぎても腰は壊れていきます。

全種目に共通して言えるのは、正しいフォームで行なうことです。なぜならば、腰痛の種類、レベル、年齢や体力や運動歴によって、動かせる範囲も強度も異なってくるからです。しかし、フォームが間違ったり、ブレたりすれば、効果がないばかりか、ケガの元になってしまいます。

ここでも自分の体に意識を向けること、すなわち「自分の体との会話」が重要となります。心ここに在らずの上の空で体を動かしてはいけません。あなたの人生の質を大幅に劣化させる憎き腰痛をやっつけるのだから、全身全霊、集中して腰痛退治の筋トレに励んでいただきたいと思います。

一般的に「腰が痛いから運動はできない」と腰痛持ちの多くの方は考えがちですが、これは間違っています。

たとえ1cmでも、1mmでも痛みなく動かせる範囲内で、痛みのない方向へ、動かしていくことが重要です。

動かせるところから動かす

前章で行なった腕を回す運動や、前後、左右に持ち上げる運動だけでも腰に影響があることが体感できたと思います。体は全身が連動して動いているのです。

たとえ強度の痛みに苛まれ、寝たきりの状態を強いられ、寝返りひとつ打てない状況になったとしても、手をグーパーすることはできるし、足首を回すことも可能でしょう。なんでもいい、どこでもいいから１日も早く腰痛と縁を切りたいと思うなら、体を動かし始めるべきです。

一見正論のように聞こえますが、「痛みがなくなったら動く」というのは、全くの誤りです。寝たきりでも、動かせるところから動かしていくことが大切です。

フィジカルとメンタルは表裏一体、心身一如、ほぼくっついています。体を動かし始めたときから、「こんな腰痛は、自分で治してやる！」という活力も生まれてくるからおもしろいものです。

一度きりの大切な人生です。腰痛などは１秒も早く退治して、有意義な人生を送ってほしいと思います。

これから紹介する運動の数々は、腰痛持ちのあなたの人生を薔薇色に変えてくれる筋トレです。

日常ではほとんど使うことのない、眠っている筋肉＝スリーピングマッスルを覚醒～連動させていくことができるので、毎日の諸動作が、少しずつ油を差したようにスムースになっていくことが実感できると思います。

自前の高性能な天然のコルセットを作成し、腰痛などとは無縁の筋肉パワースーツを身につけて、ぜひ楽しい毎日を送っていきましょう。

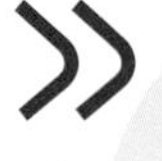

ベーシックプランク

特徴と効果

◎インナーマッスルを覚醒させる筋トレの基本種目。その特徴はアイソメトリクス＝等尺性筋収縮運動と言われるノーモーションで行なう筋トレ。

◎動かないので、腰や関節の負担が少なく、狙った筋肉をしっかりと鍛えることができる。

◎腰に不安があるとき、体力に自信がないときなどは、膝をついて行なうと、負担が少ない。

◎腕、肩、背中、お腹、腰、お尻、足の筋肉を鍛えることができる。

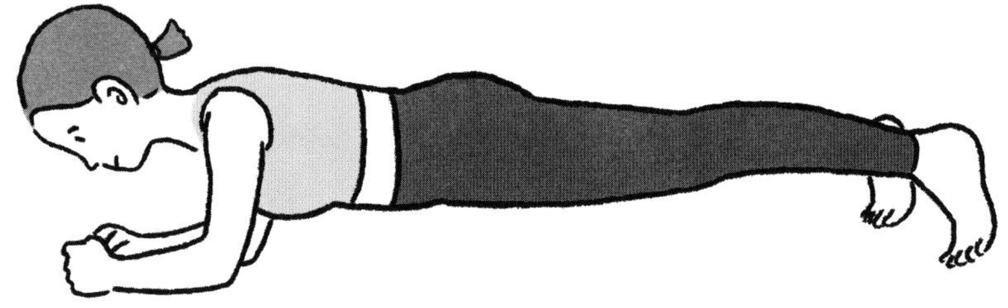

やり方と注意点

①うつ伏せに寝て、恥骨タックインをする。
②そこから前腕と爪先で体を支える。
③腕は肩幅。
④体が一直線になるように。
⑤頭が下がったり、前を向いたりしない。
⑥お尻が上がったり、下がったりしない。
⑦時間は、20秒～1分くらいを目安にする。

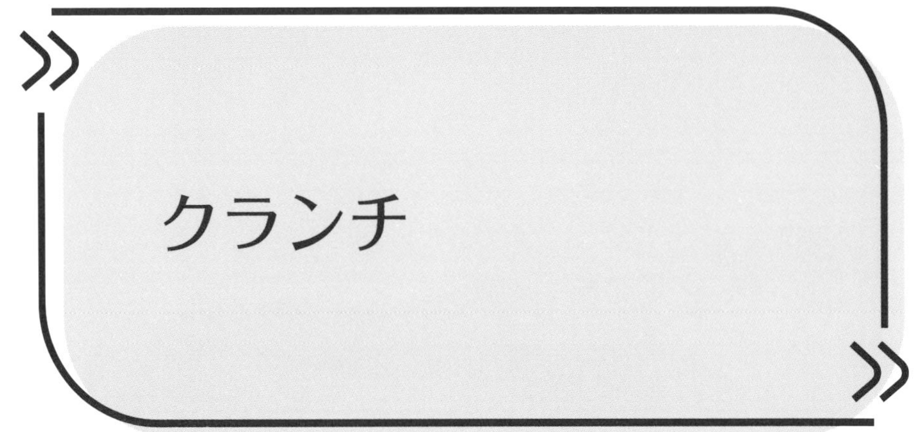

クランチ

特徴と効果

◎一般的な腹筋運動だが、恥骨タックインを十分に行なって、息を吐きながら上体を丸めるようにして起こしていく。

◎肩甲骨が床から離れる距離間を目指していく。

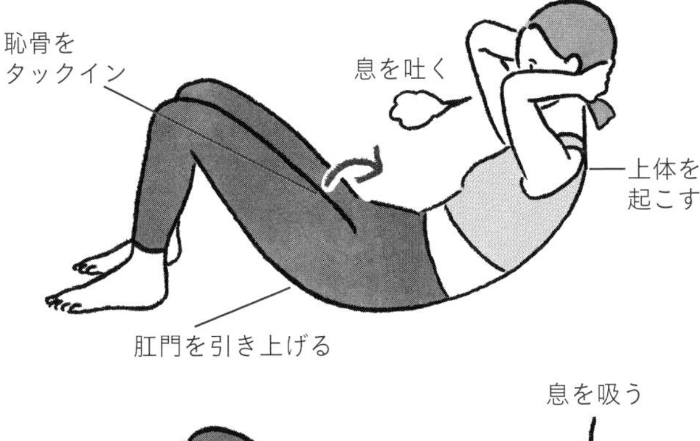

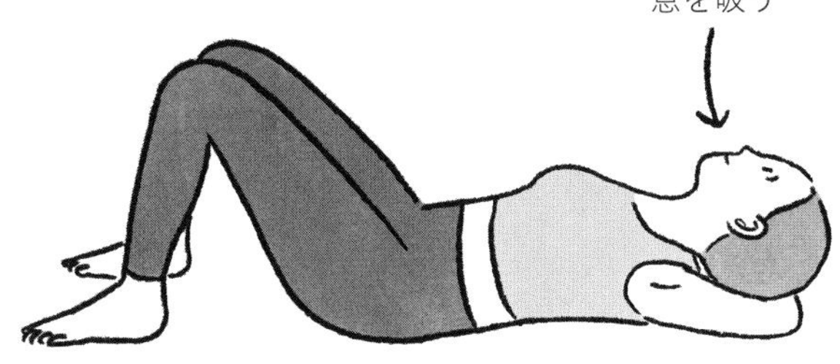

やり方と注意点

①仰向けに寝て、膝を骨盤幅で立てる。
②手は胸の前で組む。
③息を吐き、恥骨タックインをして、おへそを覗き込むように上体を起こす。
④おへそと背骨がくっつくようなイメージでお腹を絞ると効果的。
⑤極点で息を吐ききり、お腹を搾りきる。
⑥息を吸いながらゆっくりと戻る。
⑦5～10回を1セットとして、何回か行なう。

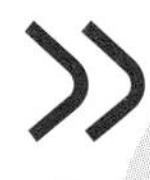

ヒップリフト

特徴と効果

◎日常ではあまり使うことのない腿裏の筋肉＝ハムストリングスから臀筋〜腰にかけて動かしていく。

◎腰の悪い人は、このラインが固まっている人がとても多い。

◎腰痛があると腰をかばうので、腰部の筋肉はガチガチに固まり、筋力低下を起こしているのが一般的。

◎このメソッドは安全に腰を動かすことができる。

◎動かしていくことで、腰の筋肉に弾力が戻り、筋力も回復していく。

◎高齢者や長く腰痛を抱えている方は、無理をせずに中長期的な視野で行なってほしい。

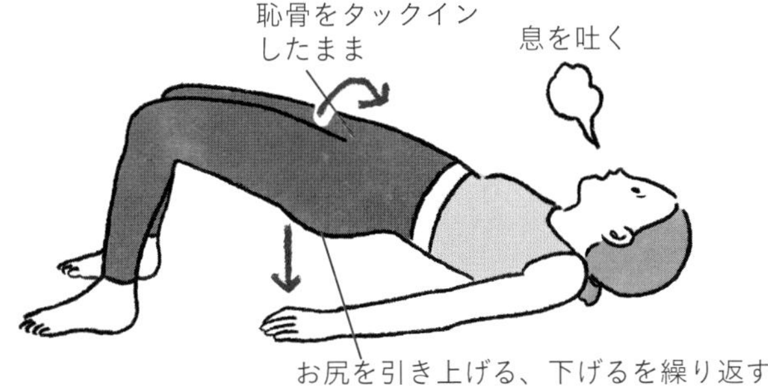

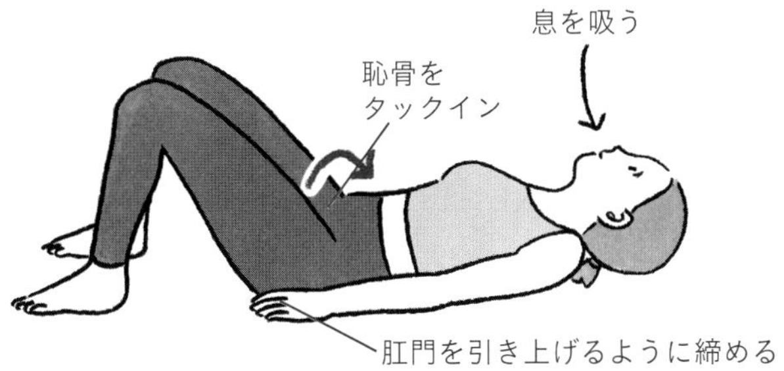

やり方と注意点

①仰向けに寝て、膝を骨盤幅で立て、つま先はまっすぐ。
②腕は手のひらを下にして、45度に開く。
③息を吐き、恥骨タックインを行ない、跳ねるようにお尻を持ち上げる。
④持ち上げたら、肛門からお尻を締めて、内臓を胃袋方面へ引き上げるように絞る。
⑤息を吐きながら元に戻す。
⑥5～10回を1セットとして、何度か繰り返す。

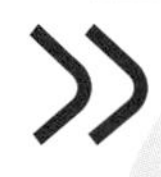

バック
エクステンション

特徴と効果

◎背中から腰、腿裏からふくらはぎまでの筋肉を覚醒していくメソッド。

◎腰痛があると、この動作はほぼしないので、恐怖心を感じるかもしれないが、痛みのない範囲内で、無理せずにゆっくりと足を上げてみてほしい。

◎体の背面の動きが出てくると、腰の緊張が緩和されて、立ち居振る舞いがとても楽になるのを感じるはず。

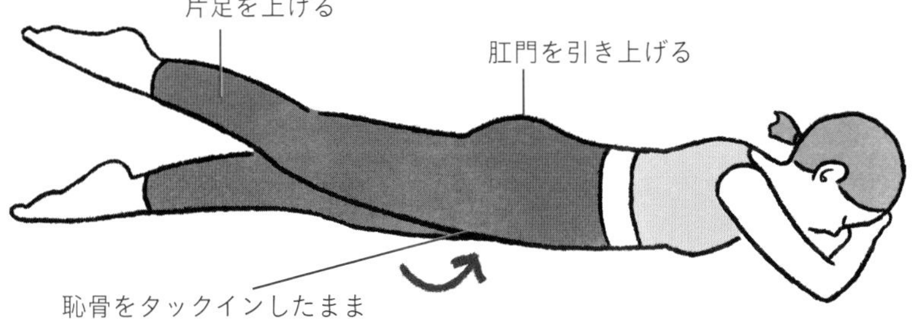

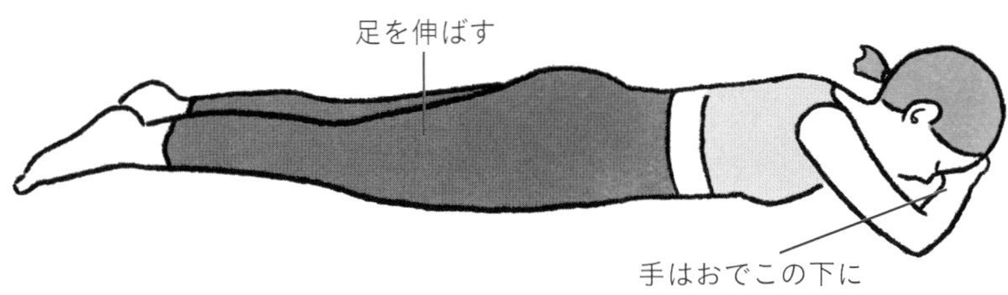

やり方と注意点

①うつ伏せで、額の下で手を合わせる。
②恥骨タックインをして肛門を絞め、内臓をリフトする。
③息を吐きながら、勢いをつけないで足を持ち上げていく。
④持ち上げたら１秒キープして、息を吸いながら戻す。
⑤高く上げる必要はないので、上がる範囲内で体がねじれないように行なう。

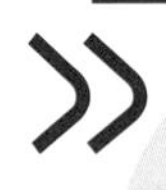

開脚ヒップリフト

特徴と効果

◎お尻の横にある中臀筋という骨盤を安定させる筋肉と、弱ると慢性腰痛、慢性膝痛の原因になるハムストリングスを強化していく筋トレ。

◎腰痛持ちの人がこの運動を行なうと、ビックリするほどできないことが多い。

◎ウォーキングを習慣にしている人や、立ち仕事の人も、この筋肉が固まっている。

◎無理なく続けていくことで可動域も広がり、筋肉の弾力も回復していき、立位～歩行が楽になる。

肛門を
引き上げる
足を浮かせる
恥骨をタックイン
息を吐く

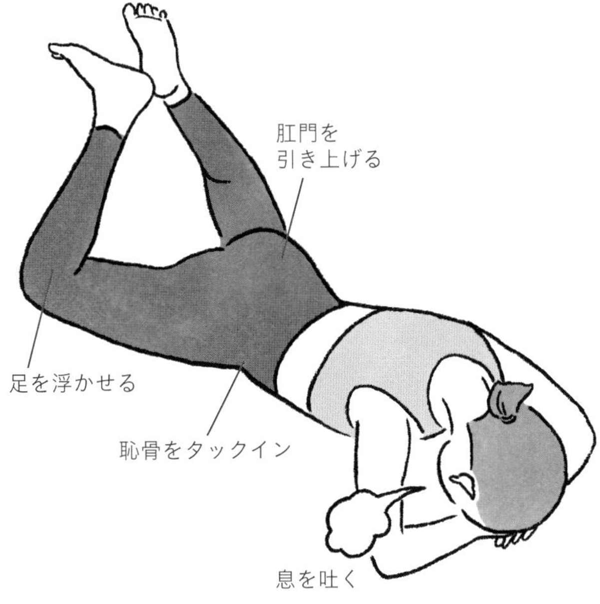

やり方と注意点

①手を額の下で重ねて、肘を開く。
②両足を開き、膝を曲げ、踵をつける。
③息を吐きながら恥骨タックインして、お尻を締めながら両膝を持ち上げる。
④息を吸いながら元に戻す。
⑤腰に痛みのない範囲で、何度か繰り返す。

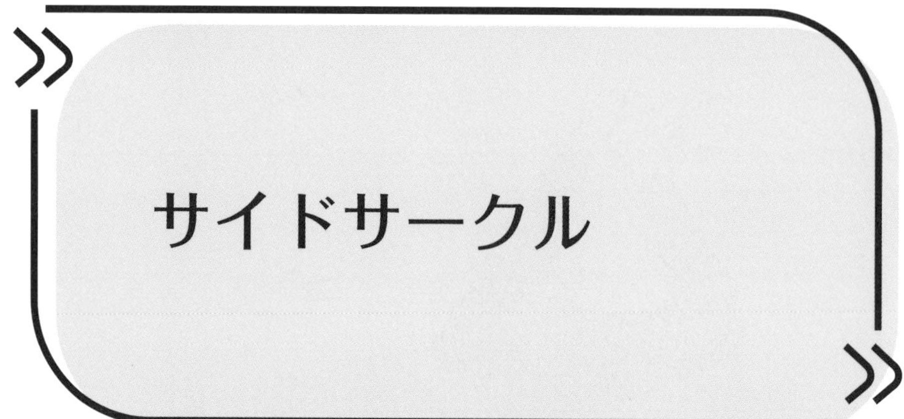

特徴と効果

◎この運動も、骨盤から股関節周辺の筋肉を強化する筋トレ。

◎足腰の安定性が増し、可動域が高まる。

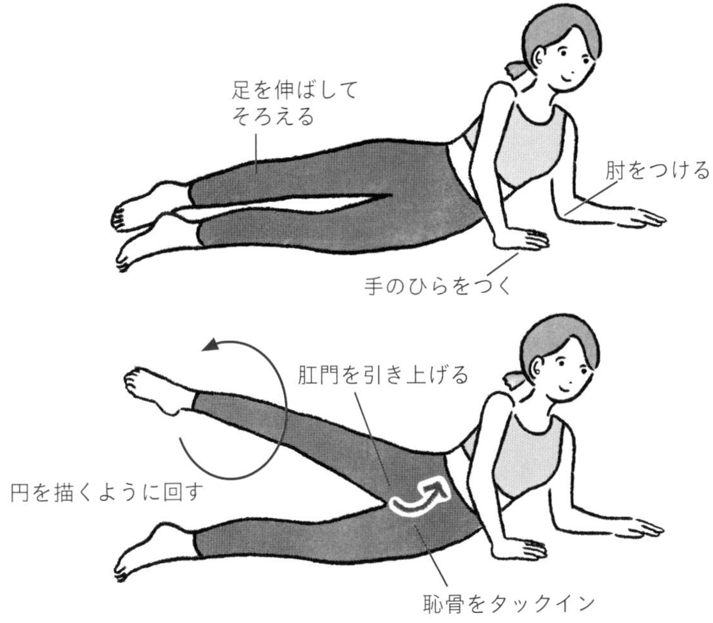

やり方と注意点

①左肘をつき、上体を起こして横向きに寝る。
②右手で体を支え、足を揃える。
③恥骨タックインをして、息を吐きながら右足を持ち上げ、爪先で大きく円を描くように回す。
④前回しを数回行なったら、後ろ回しを行なう。
⑤反対側も同じように行なう。
⑥体の前方だけでなく、後方へも均等に円を描くように回す。

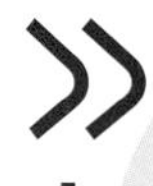

片足アラウンド・ザ・ワールド

特徴と効果

◎これも、骨盤から股関節周辺の筋肉を強化する筋トレ。

◎腰部の歪みがとれる。

足をそろえて仰向けになり、両腕を
肩の高さでまっすぐ広げる。次に、
右ひざを軽く立てながら、ひざで円
を描くように内側に回し始める
ひざで内側に円を
描くように、腰も
内側にねじりなが
らゆっくり回す。
その際、肩が床か
ら離れないように
さらにひざを回して、胸の前を通過。
股関節の前部に感じる詰まりを取り
ながら、ゆっくり回す
ひざを外側まで回
して、再び最初の
位置まで回す。2
周目からは、さら
に円を大きくして
回す。内回しが終
わったら、外も回
しも行なう。反対
の足も同じ要領で
行なう

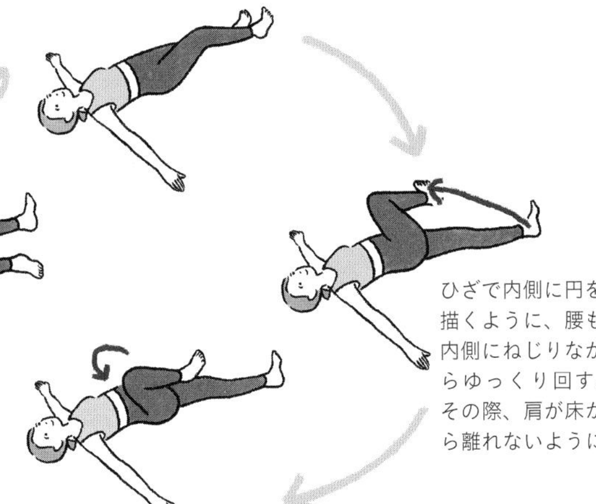

やり方と注意点

①仰向けに寝て、手を横に開く。
②軽く膝を曲げ、大きく円を描くようにゆっくりと回していく。
③股関節で引っかかり、痛みがあるときには、無理に回さない。

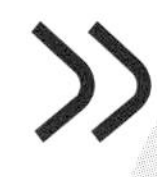

片足レッグレイズ

特徴と効果

◎腰の要の筋肉の１つ、腸腰筋の筋トレ。

◎臀筋群とともに腰痛を引き起こす黒幕の筋肉。

◎片足立ちでふらつく、段差がないのにつまずくなどは、腸腰筋の衰えのサイン。

◎腸腰筋が固まると、太腿やお尻に痛みが放散することもある。

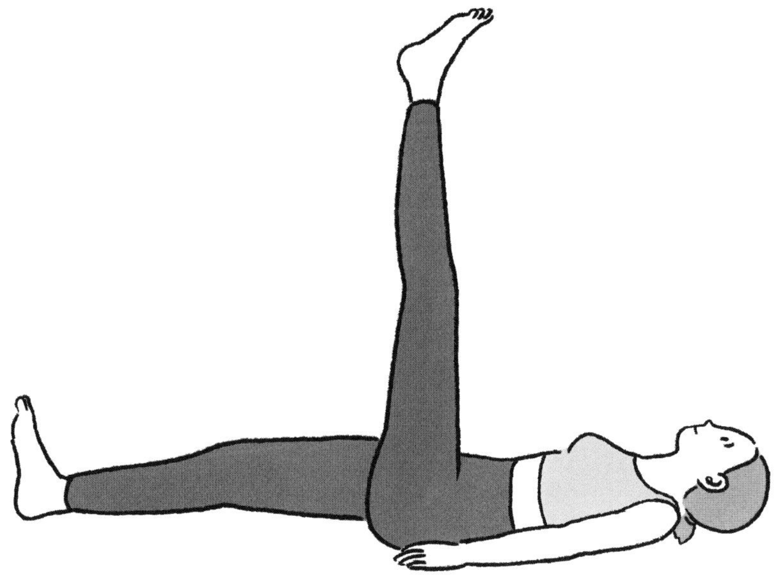

やり方と注意点

①仰向けに寝て、腕は45度に開き、体を安定させる。
②息を吐きながら恥骨タックインをして、十分に肛門から下腹を絞っておく。
③左足を90度持ち上げ、息を吸いながら床ギリギリまで下ろす。
④勢いよく息を吐きながら、足を90度まで持ち上げる。
⑤吸いながら、下ろす動作を繰り返す。
⑥動作の中で、できるだけ恥骨タックインが抜けないように。
⑦右足も行ない、左右差があったときには、やりづらい足をもう1セット行なう。

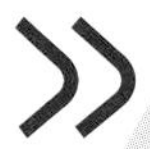

クォーター＆ハーフ＆デスクスクワット

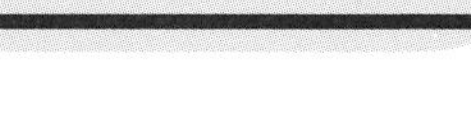

特徴と効果

◎キング・オブ・下半身トレーニングのスクワット。

◎腰を落とす角度でクォーターからフルボトムまであり、運動強度が増していく。

◎体力に自信がないときは、無理をせずに、クォータースクワットから始める。

◎クォーターでも厳しいときは、テーブルに手をついて上下運動をするデスクスクワットでも効果が得られる。

◎「痛みがなくなったらやる」のではなく、「痛みのない範囲で動かしていく」のが正解。

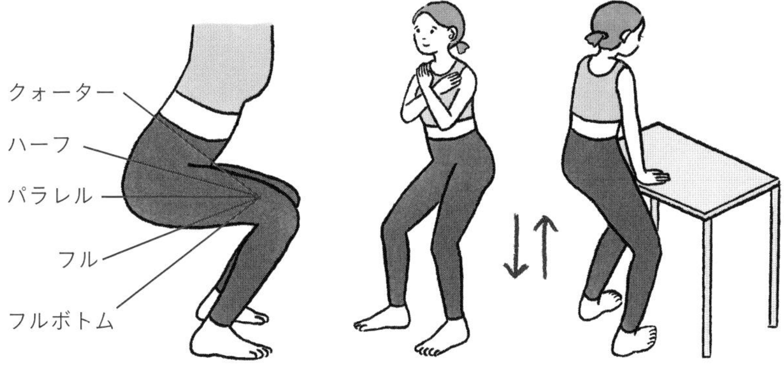

やり方と注意点

①足は肩幅より少し広めにとる。
②つま先は開かずに、前を向く。
③膝を曲げるのではなく、股関節をたたむように曲げ伸ばしする。
④腰を丸めない。
⑤膝が爪先よりも前に出ない。
⑥内股でしゃがまない。

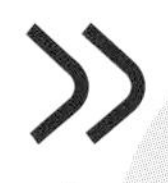

ワイドスクワット

特徴と効果

◎下半身全身の筋肉はもちろん、内腿の内転筋を鍛える効果がある。

◎内転筋が衰えると、立位での安定性が著しく衰える。

◎膝が外に開き、膝の変形を招く原因となる。

◎下半身の循環が良くなり、むくみ、冷えが改善される。

◎股関節の内外旋、上下運動を行なうワイドスクワットと、上肢の内外旋、上下運動を同時に行なうことで、四肢と体幹の連動運動となる。

手は頭上まで
内側に
回旋させて
上げる
息を吸う
内股を
絞りながら
立ち上がる
内ももの筋肉
を意識する
ひざがつま先よりも
前に出ないように

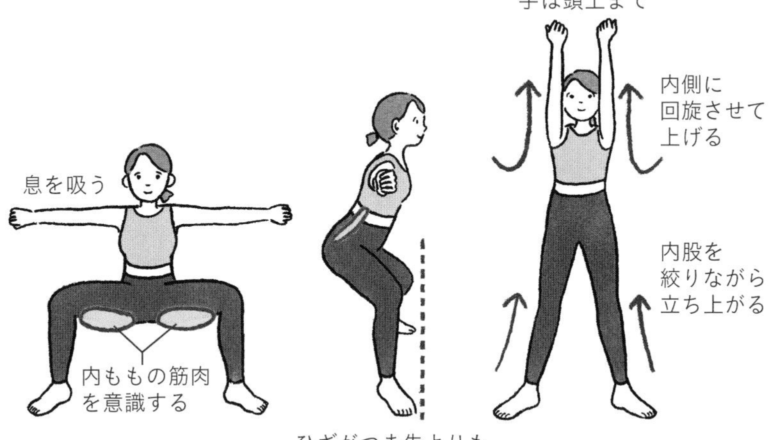

やり方と注意点

①足を大きく開き、爪先は斜め外方を向ける。
②膝を爪先方向に向けて、恥骨タックインを行ない、内股にストレッチを感じながらお尻を深く下げる。
③腕は、軽くグーを握り、お尻を下げながら、小指が天井を向くように、そんきょのように開いていく。
④コンパスを閉じるようなイメージで、内股を絞りながら立ち上がる。
⑤腕は立ち上がると同時に、内側に回旋させて、顔の前で小指が内側で揃うように、頭上まで持ち上げる。
⑥腕を持ち上げるときに、脇腹から胸郭、肋骨一本一本が開くイメージで上げる。

第6章

3K関連筋強化・腰痛退治【ストレッチ編】

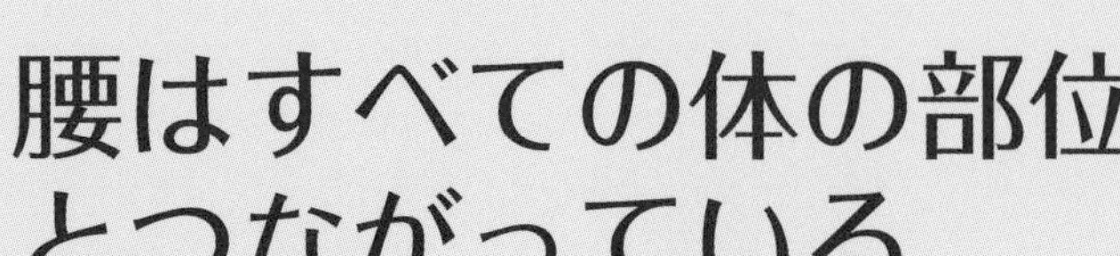

腰はすべての体の部位とつながっている

腰痛セルフケアのストレッチ編

最強の腰痛セルフケアとは、何度もお伝えしているとおり、恥骨タックインをしながら肛門を引き上げ、下腹部を絞り上げていく動作を繰り返し行ない、肛門力を高め、高性能な自家製コルセットをつくり上げていくことに尽きます。

これを基本に据え、一般的なセルフケアについても触れていきます。

一般的に言われている腰痛セルフケアとは、何をするのか？

大きく２つあります。それは、筋力の強化する「筋トレ」と、柔軟性を高めていく「ストレッチ」です。

筋力と柔軟性は、セルフケアの両輪であり、どちらかが欠落しても、最良の結果は生まれません。長年に及ぶ慢性腰痛の場合でも、凝り固まっている筋肉の柔軟性を回復し、無理のない軽い筋トレを行なうことで痛みがなくなっていく可能性が高いのです。ぜひトライしてみてください。

腰痛退治の基本部位のストレッチ

ストレッチは、全身を満遍なく行なうのが理想的ですが、ここでは腰痛退治の基本となる、下肢の後面、前面、臀部、体幹部、肩&肩甲骨、首のストレッチを紹介します。

「腰痛で首？」と不思議に思うかもしれませんが、体の動きの中で、首と腰はシーソー関係にあります。簡単に言うと、腰が右に曲がれば、首は左に曲がりながら体全体のバランスをとっています。

最近は、スマホとPCによる首肩に生じた問題をカバーするために、腰が歪んで痛みが出るケースがとても多くなっています。現代の腰痛には、首のストレッチは無視できないのです。

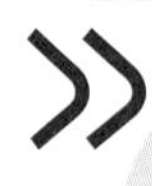

下肢後面のストレッチ

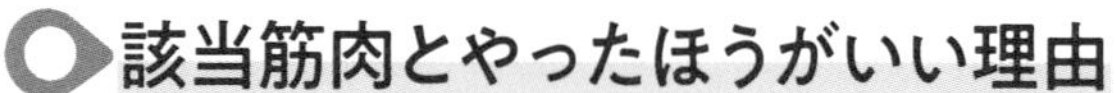

該当筋肉とやったほうがいい理由

◎該当筋肉：下腿三頭筋、ハムストリングス。

◎両筋肉が硬くなると腰の反りがなくなり、腰が伸びづらくなる。

◎座位の時間が長いと、下肢後面の筋肉は固まりやすい。

◎坐骨神経痛には必須ストレッチ。

下腿三頭筋のストレッチ

①階段などの段差から踵を出して、左右交互に下に降ろすようにしてふくらはぎを伸ばす。

② 20 秒ほど伸ばしたら反対側の足を伸ばす。

③暇を見つけては、1 日に何度も行なう習慣をつける。

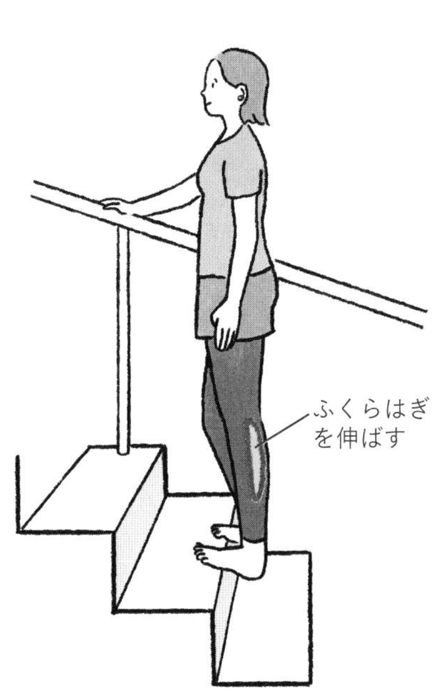

ハムストリングスのストレッチ

①左足を前に出し、右足を曲げる。

②右足を曲げ、前屈みになっていく。

③お尻を後ろに突き出すように伸ばしていく。

④ 20 秒ほど伸ばしたら、反対側の足を伸ばす。

⑤ハムストリングスのストレッチも日々の習慣化をする。

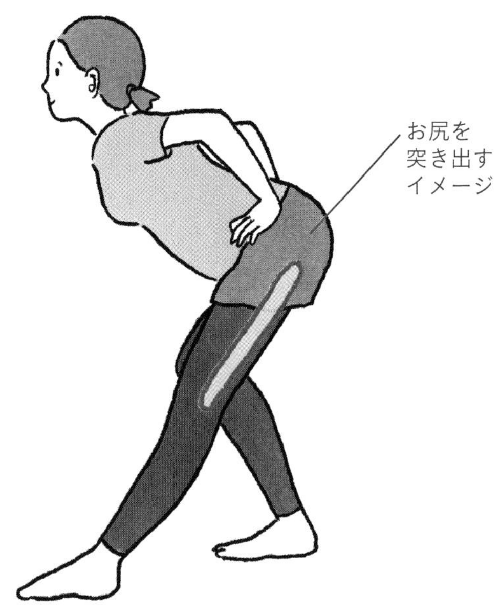

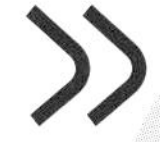

下肢前面のストレッチ

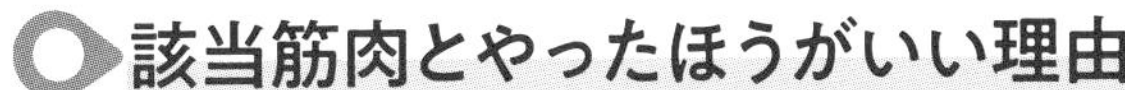

該当筋肉とやったほうがいい理由

◎該当筋肉：大腿四頭筋、前脛骨筋。

◎腿前面にある大腿四頭筋が硬いと、膝から腰が伸びない。

◎脛前面にある前脛骨筋は、立ち方が悪く、歩きすぎやハイヒール、ガニ股などで固まる。

◎慢性腰痛の人は歩き方が偏っているので、前脛骨筋を緩めると、脚全体がかなり楽になる。

大腿四頭筋のストレッチ（座位〜仰臥位）

①片足を伸ばし、対側の足を曲げて後ろに体を倒していく。
②慣れてきたら、そのまま仰向けになる。
③ 20 秒ほど伸ばしたら、反対側の足を伸ばす。

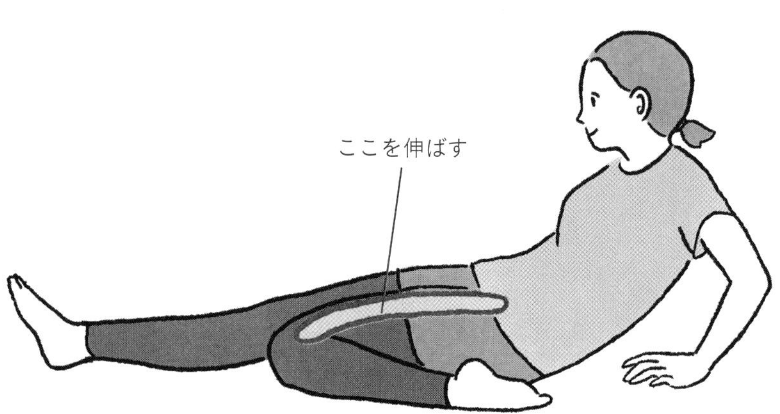

大腿四頭筋のストレッチ（立位）

①右手を壁につけ、左膝を曲げてつま先を持つ。
②右手で爪先を持ち、姿勢を正しながら腿の前を伸ばしていく。
③ハムストリングスが伸びていないとつるので、先に腿裏を伸ばしてから行なう。

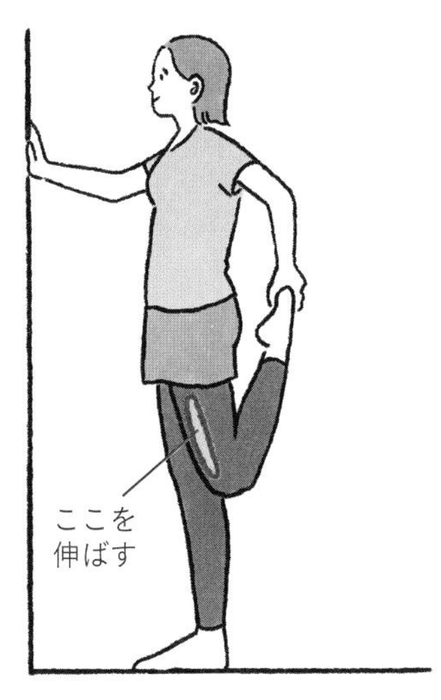

前脛骨筋のストレッチ

①立位で左足を後ろに引き、足先を返しながら、足の甲〜脛をストレッチする。
② 20 秒ほど伸ばしたら、体側の脛も伸ばす。

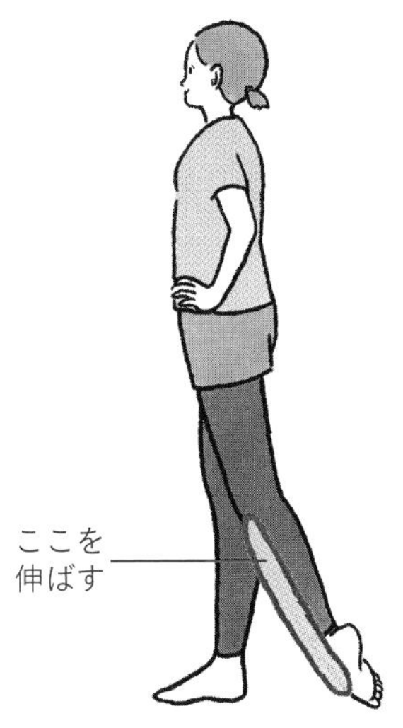

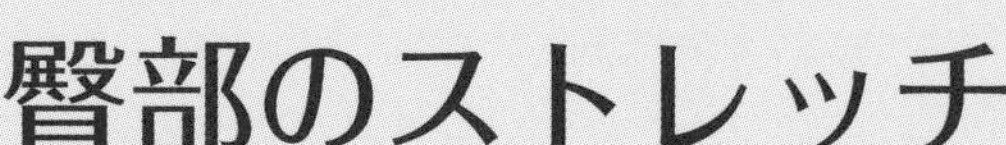

臀部のストレッチ

該当筋肉とやったほうがいい理由

◎該当筋肉：臀筋（大腿四頭筋の次に質量のある、強く、分厚く、大きな筋肉）。

◎腰椎の基盤となる股関節周辺、骨盤周辺を安定させる。

◎臀筋がゆるまないと、体全体の筋肉がゆるまない。

臀筋ストレッチ（座位1）

①椅子に背を正して座り、左足を組み、膝を水平に置く。
②息を吐きながら、膝を押し下げて、前屈みになり臀筋を伸ばしていく。
③20秒伸ばしたら、ゆっくりと元に戻し、反対側の臀筋を伸ばす。

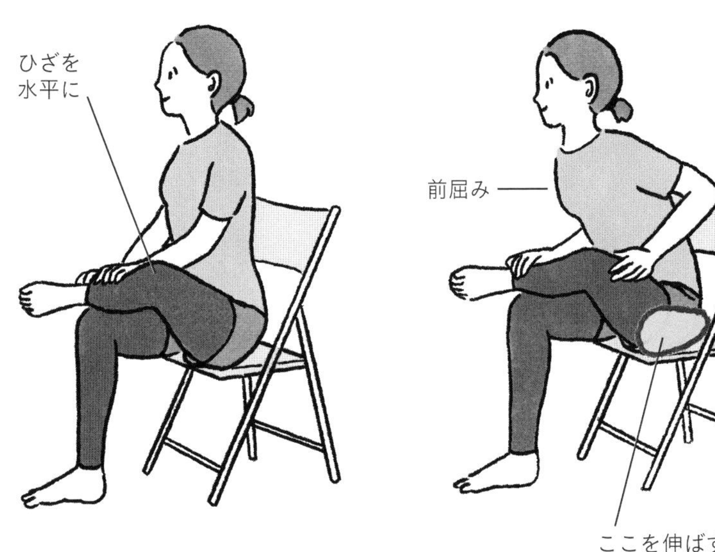

臀筋ストレッチ（座位 2）

①左足を組む。
②右腕を左足にかけて上体を左に回旋させる。
③右腕で回旋を補助するように力を入れると効果的。
④ 20 秒ほど伸ばしたら、反対側も行なう。

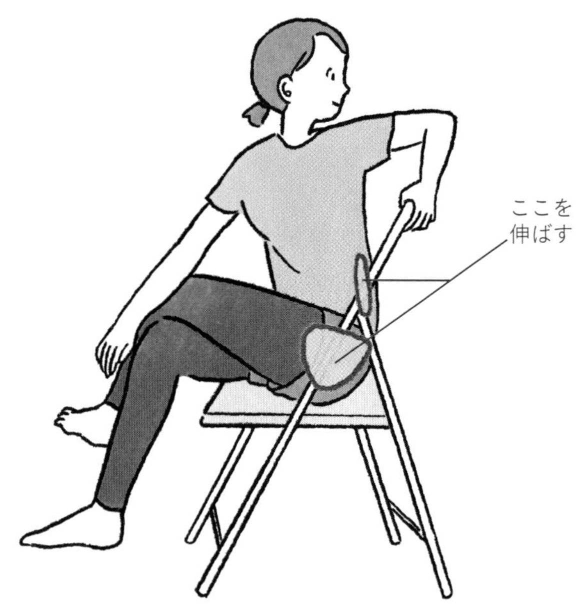

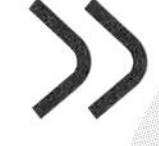

体幹部のストレッチ

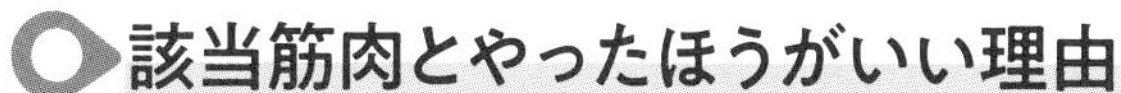

該当筋肉とやったほうがいい理由

◎腰部から胸郭の柔軟性を回復する。

◎左右にひねる動作と、左右に倒す動作を行なう。

◎長時間経っていると腰が張る、座って立つときに腰が伸びづらい、かがむときに痛みがあるなど、改善される適応が広い。

体幹部ストレッチ①「仰臥位」

①仰向けに寝て、右腕を水平に伸ばす。
②右足の膝を曲げながら左側にひねる。
③左手は右膝に添えて、床に着くように補助する。
④右肩ができるだけ浮かばないように頑張る。
⑤ストレッチがかかっている部位に息が入るように、内側から広げるイメージでゆっくり大きな呼吸をする。
⑥ 20 秒伸ばしたら、反対側を伸ばす。

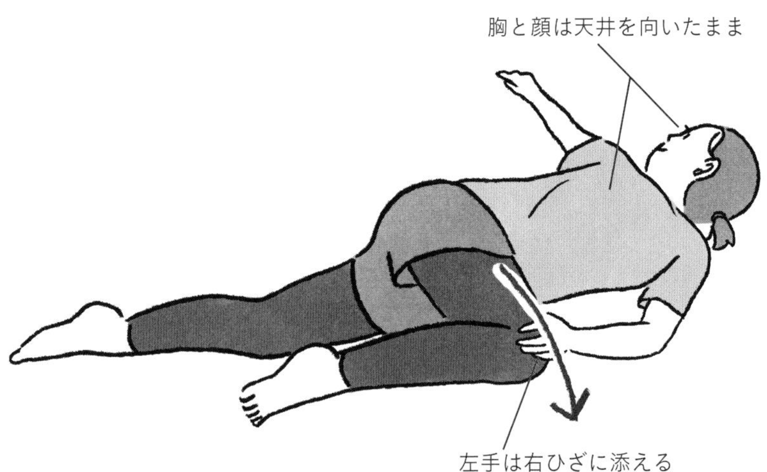

体幹部ストレッチ②「座位」

①椅子に腰掛けて、背筋を伸ばす。
②左手を右股の外側に置き、上体を右後方へ向けてひねっていく。
③腰は正面を向き、動かないように注意する。
④ひねりながら前屈みにならないように気をつける。
⑤ストレッチがかかっている部位に息が入るように、内側から広げるイメージでゆっくり大きな呼吸をする。
⑥ 20 秒伸ばしたら、反対側を伸ばす。

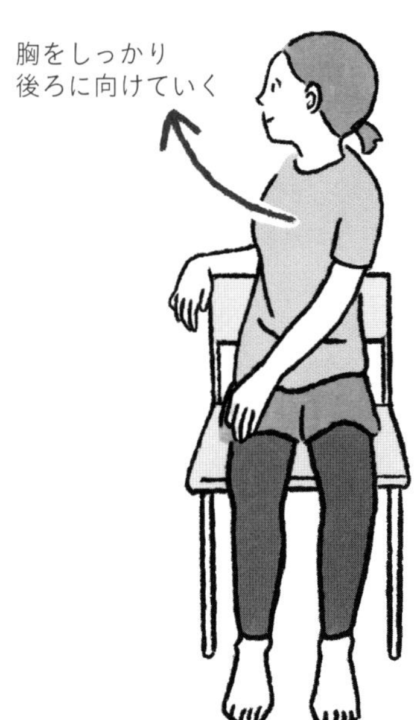

体幹部ストレッチ③「側屈」

①椅子に腰掛けて背筋を伸ばす。

②右手で左手の手首をつかみ、左脇と左脇腹が伸びるように、上体を右に倒していく。

③倒しながら前屈みにならないように気をつける。

④ストレッチがかかっている部位に息が入るように、内側から広げるイメージでゆっくり大きな呼吸をする。

⑤ 20 秒伸ばしたら、反対側を伸ばす。

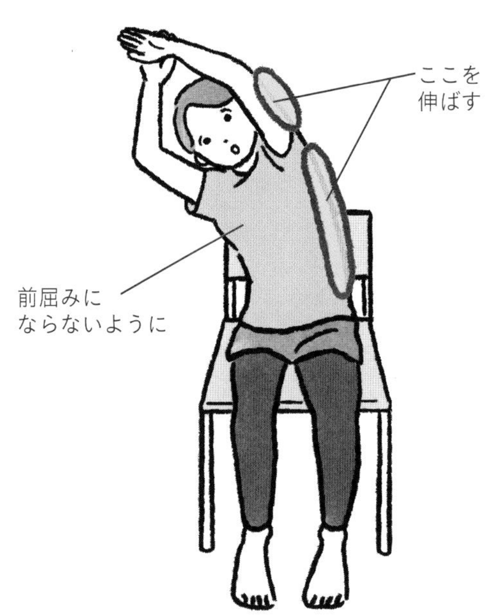

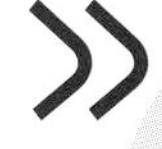

頚部のストレッチ

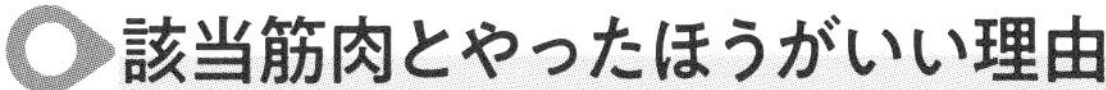

該当筋肉とやったほうがいい理由

◎腰と首はシーソーのような逆モーションの動きをする。腰が後ろに引ければ、顎が前に出るし、反り腰になれば顎を引く。

◎首には PC やスマホの普及で大きな負担がかかり続けており、首の負担から歪みが連鎖して腰痛に発展しているケースなどは、臨床現場では普通に見られるケース。

◎首をしっかりと緩めると、実際に腰が柔らかくなり、動きが楽になるので、試してほしい。

首のストレッチ①

①恥骨タックインしながら、両手を胸の前に添え、皮膚を下に押し下げるようにしながら、顎を上に持ち上げて、首の前の筋肉を伸ばす。

② 20 秒ほど伸ばしたら元の位置に戻して、3 呼吸して筋肉を落ち着かせる。

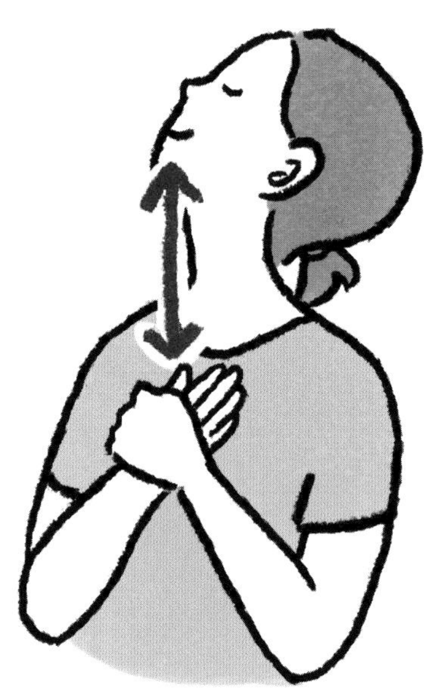

首のストレッチ②

①右手を左鎖骨の上に添え、首左前方の筋肉が伸びるように、顎を斜め右後ろに倒していく。
② 20 秒ほど伸ばしたら元の位置に戻して、3 呼吸して筋肉を落ち着かせて、数度繰り返してから、反対側を伸ばす。

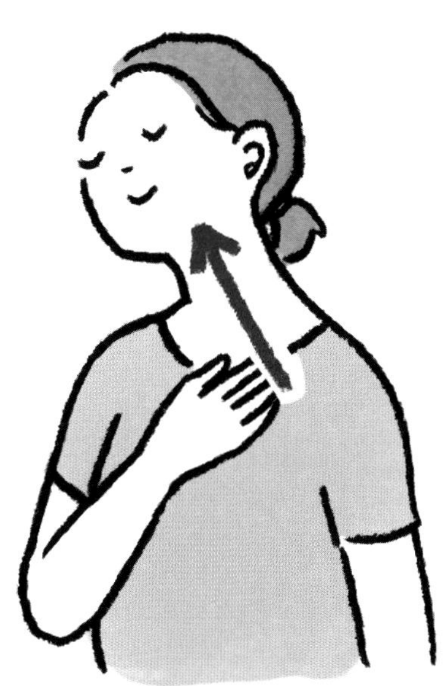

首のストレッチ③

①右手を左鎖骨下、大胸筋の上に添え、その上に左手を添える。

②首左側の筋肉が伸びるように、首を右に倒していく。

③ 20 秒ほど伸ばしたら元の位置に戻して、3 呼吸して筋肉を落ち着かせる。

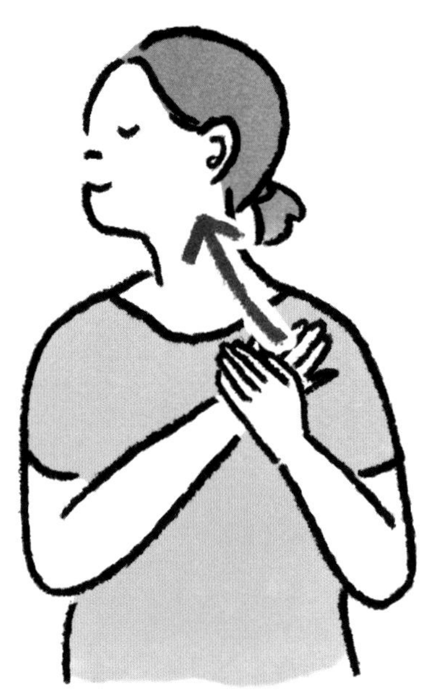

首のストレッチ④

①両手を頭の後ろで組み、顎を引くようにして、頭を前に倒しながら首の後ろの筋肉を伸ばしていく。

② 20秒ほど伸ばしたら元の位置に戻して、3呼吸して筋肉を落ち着かせる。

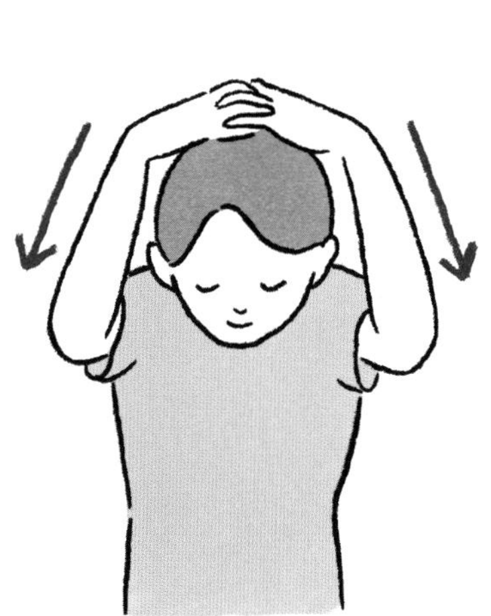

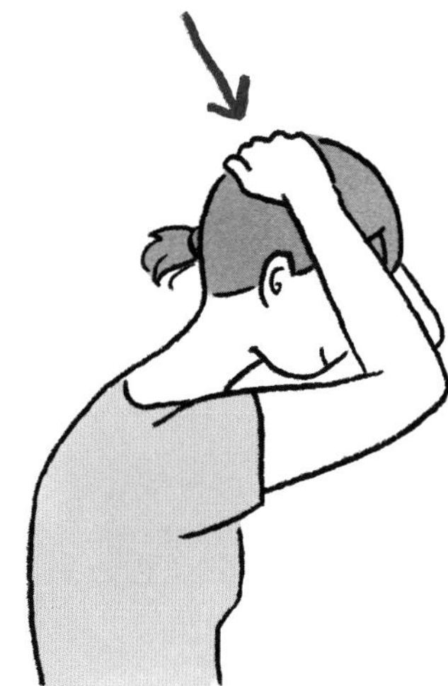

第7章

生活の中で腰を痛めない体の使い方編

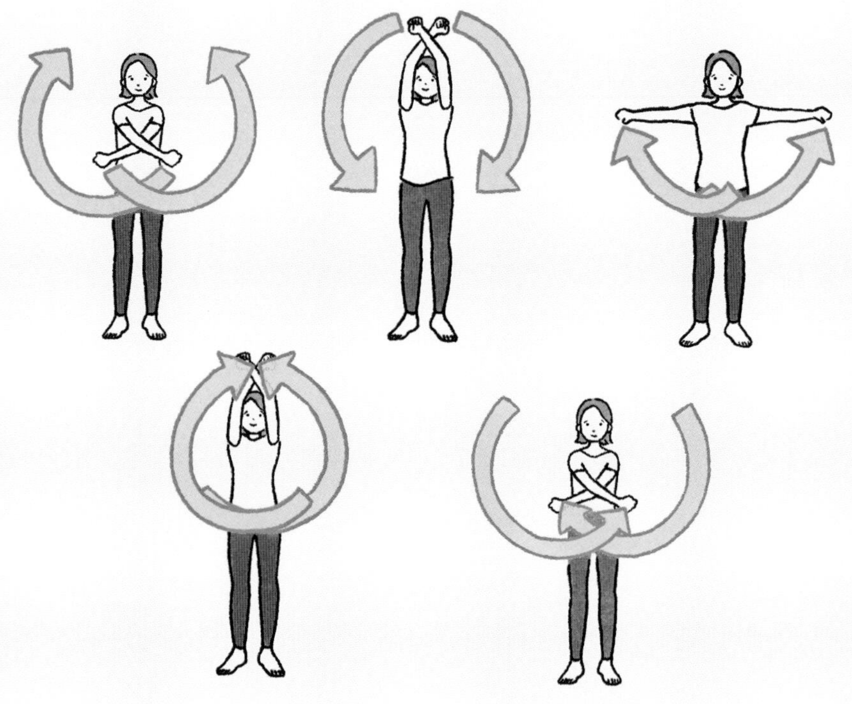

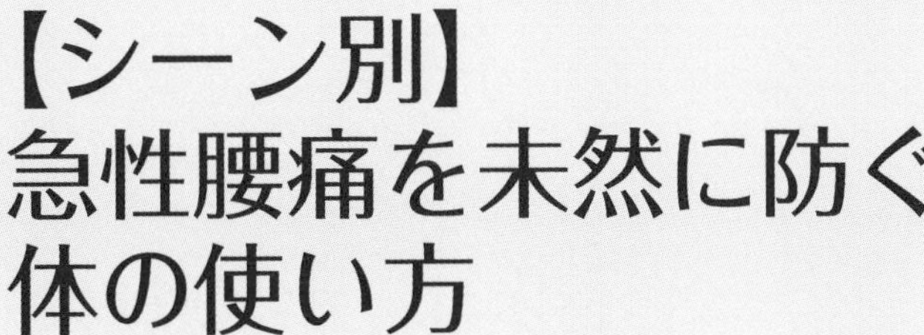

【シーン別】急性腰痛を未然に防ぐ体の使い方

5つの日常シーン別で解説！ギックリ腰を防ぐ方法

この章では、日常生活で特に急性腰痛症が起こりやすい、「洗顔時」「起立時」「物を持ち上げるとき」「長時間の同一姿勢（座位・立位）」「歩いているとき」の5つのシーンで、腰を痛めない体の使い方について解説します。

何もたいそうなことはしなくとも、体の内側をたった少し変えるだけで、腰を痛めるリスクは、ほぼゼロに等しいレベルまで軽減します。ほんの少しの心がけで、ギックリ腰を防御することができるのです。

「恥骨タックイン」と併せて使いたい身体操作術

取り立てて、鍛えたり走ったりすることもなく、今まで運動などしたことなくても、子供からお年寄りまでの老若男女すべての人が、瞬時に腰痛とは無縁の体になることができます。

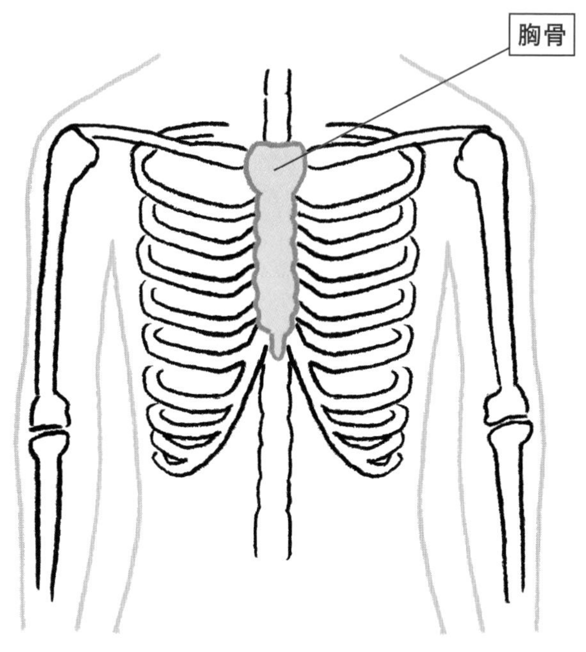

それは、これまでも何度もお伝えしてきた「恥骨タックイン」という、ごく簡単な、ワンモーションの運動をするだけです。

そして、「恥骨タックイン」と最強ペアとなるもう１つの身体操作をご紹介します。それは**「胸骨リフト」**です。

胸骨とは、胸郭の前方中心に置かれている板状の骨のことを言います。

この胸骨が下垂すると、顎が前に出て、背中は丸くなり、腰は引け、お尻が下がり、内臓も下垂して、膝が伸びずに、いわゆる良くない姿勢の典型になってしまいます。

恥骨タックインとともに、胸骨を垂直方向にリフトして、あとはできるだけ体の力を抜いて、これから解説する日常での諸動作を行なうようにしてみてください。

たったそれだけで、腰への違和感や怖さがなくなり、瞬時に腰が

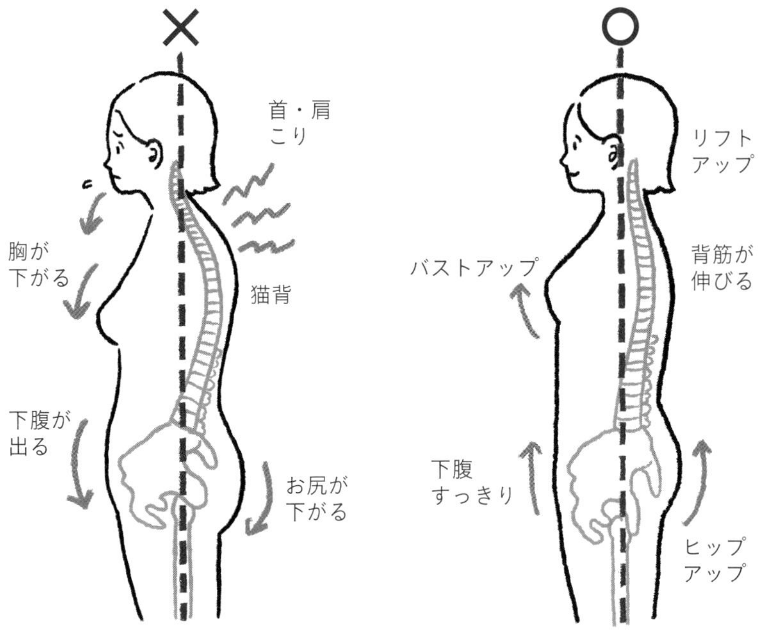

安定した感覚を得ることができるはずですから。

ぜひ体得して、腰痛などとは無縁の、すばらしい人生を送ってください。

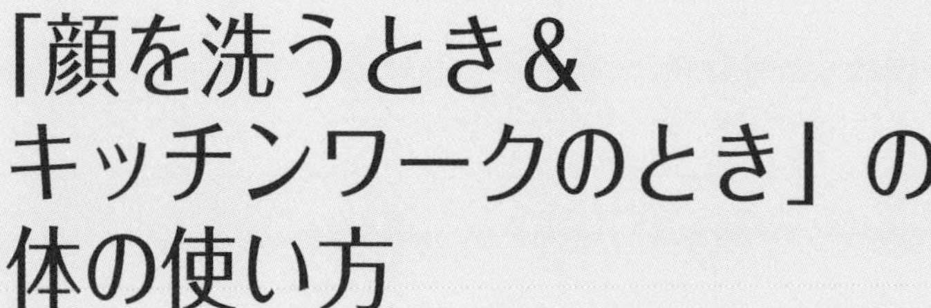

「顔を洗うとき&キッチンワークのとき」の体の使い方

恥骨タックインで、モーニングエクササイズも不要

朝起きて、まだ体の整合性がチグハグなときに、顔を洗おうとして前屈みになったときに「ギックリ！」とやってしまうケースは星の数ほど多くあります。

そのような経験のある人は、ベッドから起き上がる前にモーニングエクササイズを行なったり、コルセットをつけてから顔を洗ったりする人もいます。

でも、もうその必要はありません。恥骨タックインをするだけで、驚くほど腰の安定性が増し、安心して顔を洗えるようになります。この動作は、キッチンワークのときにも、同じ原理で腰の不安がなくなるので、試してみてください。

恥骨を
タックイン
肛門を
引き上げるように
締める
ひざを
軽く曲げる
片足を前に出す

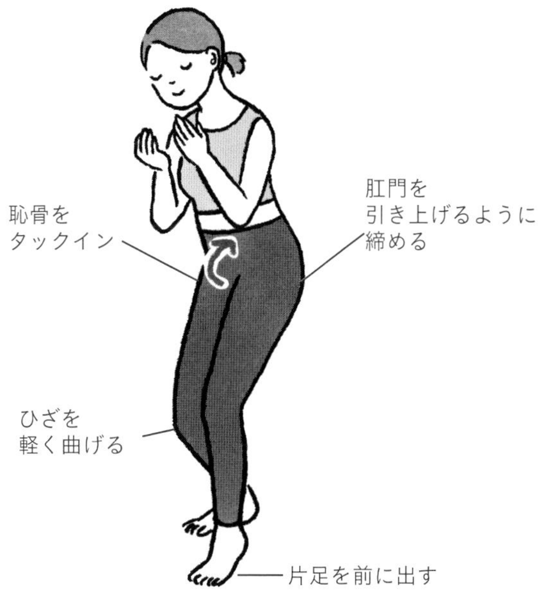

やり方と注意点

①片足を前に出し、軽く膝を曲げる。
②十分に恥骨タックインをしながら、前屈みになる。
③肛門を締め、恥骨からおへそまでがしっかりと収縮できているかがポイント。
④必ずどちらかの足を一歩前に出し、足が揃わないようにする。

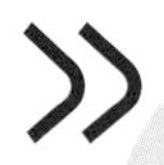

「座っているとき」の体の使い方

30分に1回は、立ち上がる

座っているときに腰に負担のかかる代表が、骨盤の後傾という、お尻が後ろに倒れる座り方と、背筋を伸ばさなければと反り腰になる座り方の2つです。

また、腰の筋肉を固める長時間の同一姿勢を避けるために1時間、できれば30分に一度は立ち上がるようにすると、腰への負担をかなり減らすことができます。

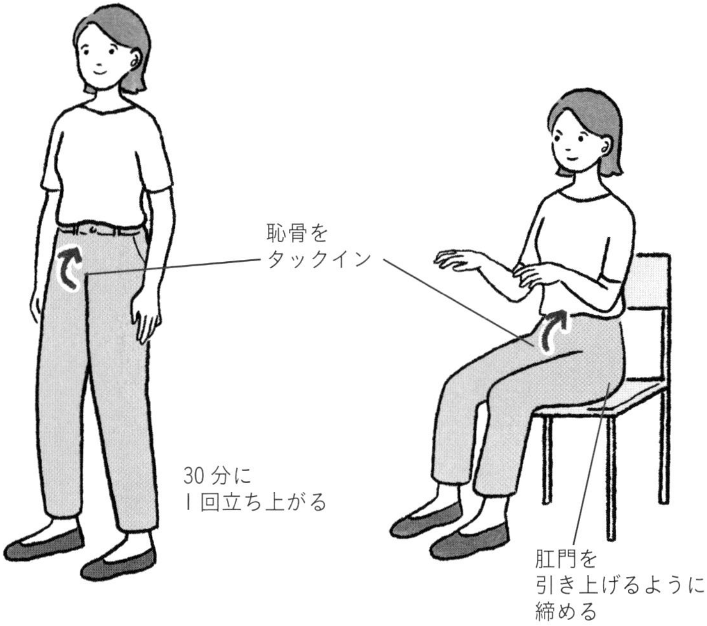

やり方と注意点

①骨盤がニュートラルなポジョションで座り、少し後ろに引くように恥骨タックインをして座る。
②顎が前に出ないようにして胸骨を持ち上げ、頭を真上に来るように意識する。

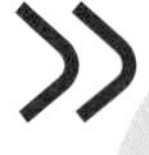

「立ち上がるとき」の体の使い方

安全で効果抜群の立ち上がり方

立ち上がるときに腰を痛めるケースもけっこう多くあります。

簡単で効果的な安全な立ち上がり方のコツを身につけてください。ちょっとしたコツを習慣化できれば、腰痛のリスクはかなり軽減できるはずです。

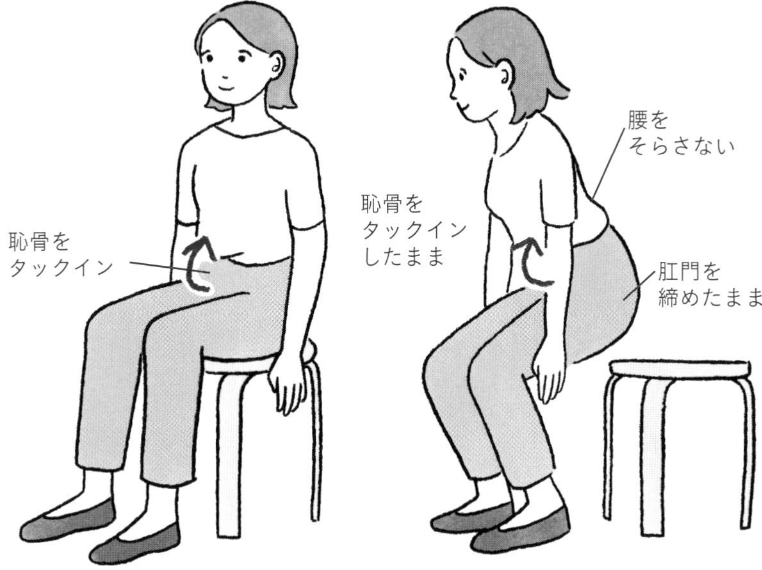

やり方と注意点

①「座っているときの体の使い方」での座位の姿勢から、前にのめりになる感じで、体重を爪先方向に移動し、足の力で立ち上がる。
②このときに「反り腰」にならないように気をつける。
③両足裏で体重をしっかりと受け止めて、足裏でプッシュアップする感覚で立つと、腰には負担がかからない。

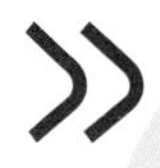

「物を持ち上げるとき」の体の使い方

良くない体の使い方

ギックリ腰の典型シーンです。物を持ち上げるときは、腰を痛めるリスクが高い動作になりがちです。

まず良くない体の使い方をリストアップしてみます。

◉膝が伸びている。
◉腰が丸まっている。
◉荷物と肘が体から離れている。

この 3 点です。多かれ少なかれ、この 3 点が揃って荷物の上げ下げをしていれば、腰を痛めるまでに時間はかかりません。

では、安全な荷物の持ち上げ方について考えてみます。

ひざを曲げる
片足を
一歩前に
出す
恥骨を
タックイン
荷物を
体に近づける
肛門を引き上げる
ように締める
荷物を
体幹部に
引き寄せる
恥骨をタック
インして
肛門は
そのまま

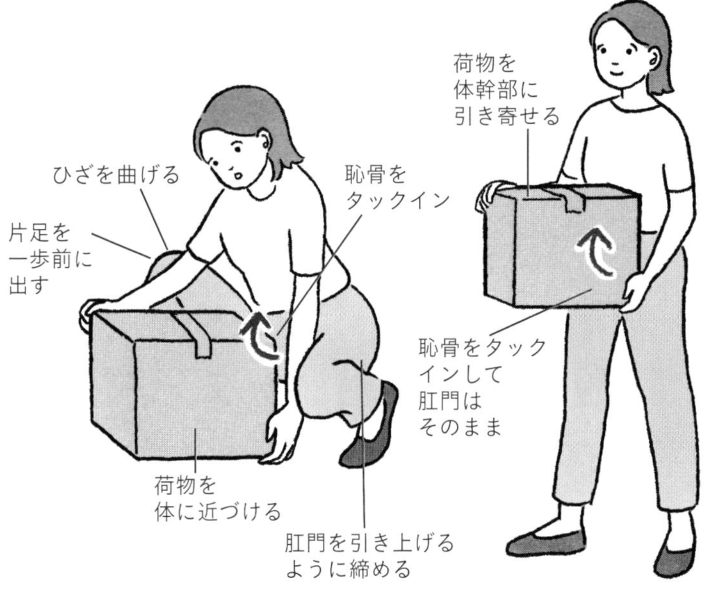

やり方と注意点

①まずどちらか一方の足を半歩前に出す。
②荷物の近くまで進んで、垂直にしゃがむ。
③荷物に手をかけたら、できるだけ体に引き寄せて少し持ち上げる。
④持ち上げた荷物を体にくっつけて、足の力で垂直に立ち上がる。
⑤必ず「恥骨タックイン」をして、下腹部を安定させてから一連の動作を行なう。

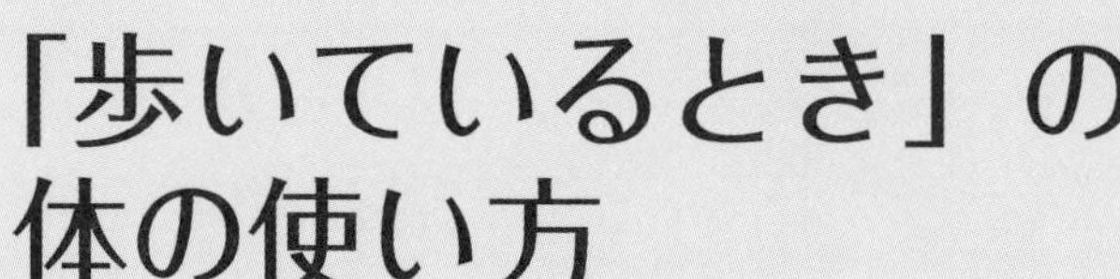

「歩いているとき」の体の使い方

歩くときにも「恥骨タックイン」

歩いているときに腰が張ってくるケースも多く見受けられます。この場合の対策も、基本的には「恥骨タックイン」と「胸骨リフト」で解決できます。

ほぼすべてに共通しているのが、肛門からおへそまでの体の中心の力が抜けて、腰は反っているか、お尻が落ちているかのどちらか。鳩尾が固まり、肩から首に力が入り、肝心のコアシステムが起動していません。

そこで、恥骨タックインして歩いてみてください。歩いているときの腰の安定、上体の力の抜けた感覚、そして、急に小走りをしても、体の中心が安定していることを体験できます。

恥骨を
タックイン
肛門を引き上げる
ように締める

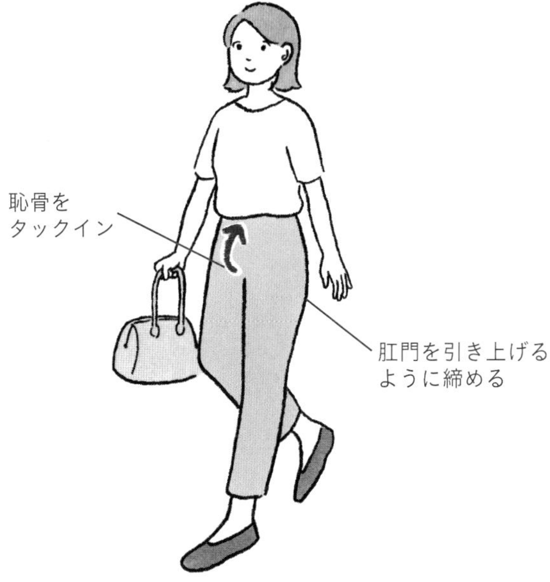

やり方と注意点

①恥骨タックインをしながら立つ。
②肛門から下腹部以外は、できるだけ力を抜きながら、胸骨をリフトしながら軽快に歩く。

おわりに

私がこの道に入ったきっかけは、大学3年のときにギックリ腰になり、当時南青山にあったカイロプラクティックに連れていかれて、寝返りひとつ打てなかったのが劇的に治ったことがきっかけでした。このときの「世の中にはこんなすごい技術があるのか！」という経験が、その後の人生を決定付けた瞬間でした。

言ってみれば、「腰痛」は私にとっての恩人のようなものです。ですが、この憎き恩人には、その後もしばらくの間、悩まされ続けることになるのです。

開業以来、毎年順調に忙しく仕事をさせていただけるようになり、午前中に20人施術するなど当たり前の充実した日々を過ごせるようになったのですが、忙しくなればなるほど、今度は自分の腰がパンク寸前になるという負の連鎖に悩み続けていました。

激務に耐えられる体づくりのためのジム通い、体の動かし方を習うべく、気功法や合気道、ヨガやピラティスやジャイロキネシスなどのボディワークに通い、日々のストレッチも欠かさずに行ないました。

ですが、どうしても仕事の忙しさと腰にかかる負担の収支は、平行線の状態から今一歩抜け出すことができないでいました。

あるとき、施術中に累積した腰への負担が限界を超え、今にも腰が爆発しそうになったときがありました。ですが、その日はまだ休みなしで、あと十数人のクライアントの施術をしなければなりません。その極限のときに無意識に行なっていたこと。

それが……、

肛門を閉め、下腹を強烈に引き上げ、自前のコルセットを形成し

て動く

というものでした。

曲がった腰で動くには、それしか方法がなかったのです。

すると不思議なもので、曲がっていた腰は伸び、動作も安定するばかりでなく、徐々に呼吸も深くなり、気持ちも落ち着き、頭までどんどんとすっきりとしていくではないですか……！

今から思うと、これが自分にとっての肛門力への目覚めの原体験だったように思います。とても不思議でしたが、この肛門力を体得してからは、全くと言っていいほど、腰の不安感は見事になくなりました。どんなに忙しく仕事をこなしても、腰痛の気配すら起こらなくなったのです。

その背景には、それまでに習ってきたヨガの「バンダ」という会陰や腹部を引き締める技法や、丹田呼吸法、中国武術の八卦拳や太極拳などの中に散りばめられていた「丹田」の技法や概念があったのだと思います。

ですが、私が求めていたのは、丹田の開発でも、ヨガの行者になることでも、武術家になることでもなく、整体施術の中で腰痛とは無縁でいられる正しい身体の使い方、そして、元気はつらつとした日々の生活を送るための体の使い方が知りたかっただけなのです。

結果として、似通ったものであると思うのですが、私的には「丹田」というより「肛門力」という概念のほうが、健康を追求し、生活体力を向上させ、誰もが腰痛と無縁でいられる体づくりのためにはマッチしていると思うのです。

これはいいと、腰痛持ちのクライアントさんに指導を始めたのですが、当初はなかなかうまくいかない日々が続いていました。それもそのはずです。私自身もいろいろな先生に、さまざまな角度から下腹の重要性を教わっても、自分が長く時間をかけ続け、しかも窮地に立って初めて体得できたのですから、腰痛施術の終わった後に「こうやると、腰痛が楽になります、やってみてください」と、さらりと伝えても、なんとなくわかる気がするだけで、実際にはできないわけです。

そこで思い切って始めたのが、私のもう1つの仕事であるパーソナルトレーナーとして、整体の施術にプラスして、肛門力を高めていくメソッドのパーソナルトレーニングを、1つのパッケージとして行なうというものでした。

これは、とても理にかなっていました。たとえば、ゼロからプラスマイナスそれぞれ5ずつのグラフを描き、自分の健康度を数値化して考えたときに、医療や整体などの各種療法はマイナスを限りなくゼロに近づけることはできるものの、決してプラス1にすることはできません。マイナスは病気や痛みがある状態、プラスは健康度です。そして、ゼロからプラス1にするのには自助努力〜鍛錬が必要となります。そして、仕事でも運動でもいえると思うのですが、自己流ほど非効率的なことはありません。

そこでトレーニング前に整体でボディフレームを整え、トレーニング後にも整体で体を安定させる、マンツーマンで行なう「体の整合性プラス肛門力を高めていくメソッド」は、自分でも驚くほど効率よく腰痛を解放してくれるメソッドとして、現在では多くのクライアントに選ばれて、腰痛解消のみならず、生活体力の向上という効果を上げ続けています。

その後、解剖学や運動生理学などを中心に研究を重ねた結果が、本書で紹介した肛門力を高めるメソッドです。そして、肛門力を高めていくメソッドは、腰痛という枠組みだけに作用するものではありませんでした。生命力が強化されていくのだと思うのですが、腰痛から解放された後も継続して行ない続けることにより、先に述べた生活体力全般の著しい向上を実感できるようにもなりました。

あるとき、ハイファッション誌の編集者をしている40代後半のクライアントさんと肛門力強化のトレーニングをしていて、彼女から「先生、私たちの年代の女性編集者が集まると必ず話題に上るのが尿漏れの話なんですよ！」という話題になりました。

ご自分でも今までに何度か骨盤底筋系の特集を組んでいるだろうし、目にする機会も普通の女性たちよりも当然多く、その系統にはかなり詳しいはずです。彼女は腰痛持ちではないのですが、高い美意識から当時すでに100回を超えるトレーニングをこなし、現在も継続し続けています。当然、尿漏れなどとは無縁の存在です。

「メディアには毎月なんかしらの骨盤底筋の強化メソッドを目にするのですが、自己流で何度かやってみて、効果の上がる人なんていないですよ」とも言っていました。

なるほどたしかに、筋トレをしたことのある人なら納得できると思いますが、残念ながら、そんな簡単に筋肉はつかないものです。

たとえば、「腕立て伏せをすれば二の腕が引き締まりますよ」と言われても、実際には見た目が引き締まるまで腕立て伏せを続けられる人はごく少数です。

複数のインナーマッスルを動かしていく「肛門力強化運動」も、しっかりとした効果を体感できるようになるには、やはりそれなりに真剣に取り組む姿勢が求められます。

しかし、ある一定期間しっかりと取り組み、コツさえつかめば腰痛から解放されるのみならず、肉体年齢の若返りすら実感していくことができるメソッドです。

2019年12月以降、コロナがもたらしたこの3年間が、いかに危機的な状況であったか、日々多くのクライアントの体の弱体化を通して実感しています。

生物としての活の良さが端的に体に現れるのが、本書で紹介した「肛門力」の強弱です。

ペットを飼われている方や介護経験のある方なら、「生命力が弱るとシモが緩くなる」ことは実感としてわかるのではないでしょうか。ですが、最近ではヤフーニュースで「30代の脱糞」というワードを目にするようになり、40代後半の女子会のホットな話題が「尿漏れ」であり、「チョイ漏れ」というキーワードで若年層の失禁は珍しくないという企業広告や、男性向けの尿漏れパットの売上が毎年増加しているなど、社会では「肛門力」の弱りが蔓延しているのが現状です。

「肛門力」を高めると、腰痛は消え去ります。コアに入力できれば腰が不安定なときにでも、体を安定して動かすことができるようになります。なおかつ、シモ機能が向上するため、脱糞や尿漏れなどの心配からも解放されます。当然、ヒトとしての生きていく力である生命力は飛躍的に高まりますから、自律神経バランス、ホルモンバランス、免疫力が高まり、肉体年齢は若返ります。高齢者であれば、健康寿命が伸びることでしょう。

腰痛の場合に「肛門力」を高めると即効性があります。しかし本当に大切なのは、その先にある人の根源的なエネルギーである生命力を強化して、腰痛をはじめとしたあらゆる不調から解放され、自由自在に人生を謳歌することだと思うのです。「肛門力」はその実現を導くメソッドであると自負しています。

「肛門力」という新しい概念を形にしたこの本の原稿は、書いている私でさえちょっと難しいかな、と思うほど難解でした。その小難しい原稿をわかりやすく、読んだ方が「やってみよう！」と思うように編集してくださったフォレスト出版編集長・森上功太さんには心より感謝申し上げます。ありがとうございました。

また私の文筆の師匠であり、出版プロデューサーのベストセラー作家・潮凪洋介さんには今回もお世話になりました。今の私がこのように書籍で思いを伝えられるようになれたのは、すべて潮凪さんのおかげです。この場を借りて最大限の感謝をお伝えさせていただきます。本当にありがとうございました！

まずは、腰痛でお悩みの方が腰痛から解放され、そして生命力を強化し、元気はつらつとしたすばらしい人生を歩んでくださることを願っております。

本書が手に取ってくださったあなたの健康の一端を担えれば、著者としてこれほど喜ばしいことはありません。

2023 年立春　　鈴木登士彦

著者プロフィール

鈴木登士彦（すずき・としひこ）
せたがや手技均整院院長。全米エクササイズ＆スポーツトレーナー協会認定パーソナルフィットネストレーナー、シニアエクササイズトレーナー。手技療法・食事栄養療法・運動療法を組み合わせ、細胞レベルからの健康体を作り上げる「自然手技療法」を創始、のべ十数万人のクライアントの健康を担ってきた。政財界関係者、政府要人、諸外国大使館関係者、プロスポーツ選手、オリンピック選手、世界的演奏者、大手企業経営者、芸能人など多岐にわたる一流の方々をクライアントに持ち、絶大な信頼を得ている。現在は、肛門力を強化するパーソナルトレーニングと整体を組み合わせたメソッドで、産後ママから腰や膝に疼痛を抱える方、生活体力を高めたい方、術後の体力強化から高齢者までの健康体作りの「整体＋パーソナルトレーニング」を行なっている。著書に『究極の体調管理』（日本実業出版社）、『自分を変える最強の体調管理』（PHP 研究所）、『成功をつかむ強運な体のつくり方』（大和書房）、『ひざの痛みに７つのゆらゆら体操』（三笠書房）、『徹底終結・膝蓋痛』（南周出版）がある。
◆著者 HP：http://setakin.com/

腰痛は肛門力で治る

2023年4月3日　初版発行

著　者　鈴木登士彦
発行者　太田　宏
発行所　フォレスト出版株式会社
〒162-0824 東京都新宿区揚場町2-18 白宝ビル7F
電　話　03-5229-5750（営業）
03-5229-5757（編集）
URL　http://www.forestpub.co.jp
印刷・製本　萩原印刷株式会社

ISBN978-4-86680-221-3　Printed in Japan

腰痛は肛門力で治る

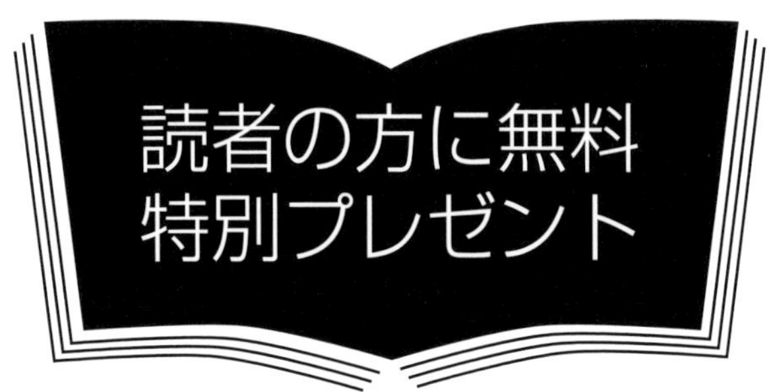

未公開原稿
「腰痛と縁が切れる生活習慣術」

（PDF ファイル）

著者・鈴木登士彦さんより

紙幅の都合上、掲載することができなかった未公開原稿（腰痛と縁が切れる食事法や休息法）を無料プレゼントとしてご用意しました。読者限定の無料プレゼントです。ぜひダウンロードして、本書とともにご活用ください。

特別プレゼントはこちらから無料ダウンロードできます↓

https://frstp.jp/koumon

※特別プレゼントはWeb上で公開するものであり、小冊子・DVDなどをお送りするものではありません。
※上記無料プレゼントのご提供は予告なく終了となる場合がございます。あらかじめご了承ください。